ASTHME DE L'ENFANT ET DE L'ADOLESCENT

Une maladie à facettes multiples : à chacun son asthme !

Idrissa Demba BA

ASTHME DE L'ENFANT ET DE L'ADOLESCENT

Une maladie à facettes multiples : à chacun son asthme !

Préface du Pr Ousmane Ndiaye

Postface de Fatimata Diallo Ba

Sénégal
L'Harmattan

10 VDN, Sicap Amitié 3, Lotissement Cité Police, DAKAR

http://www.harmattansenegal.com
senharmattan@gmail.com
senlibrairie@gmail.com

ISBN : 978-2-336-62385-6
EAN : 9782336623856

DÉDICACES

- À la mémoire de mes parents, Feu « Kaw Mbarodi » Demba Samba BA, Feue maman Marianne, cet œuvre demeure le fruit de vos bénédictions.
- À tous nos chers disparus.
- À ma chérie MARIA, « *Debbo Poulho, jontaado*» : mon « Diamant Noir », complice de mes rêves pour ton amour et ton soutien indéfectible. *A wiyama Thiam.*
- À mes enfants : Mamadou, Zahra, Baba Demba, Habibatou
- À mes frères, sœurs et cousines/cousins Diallo, Ba, Thiam, Dia, Ly
- À mes amis et compagnons : Ciré Diaw, Mamadou Dara Seck, Kalidou Bayal Ly, Djibril Diallo, Ousmane Dramé, Seydou Diallo « cash », Pr Abou Ba, Pr Indou Deme, Dr François N Diouf, Dr Abdoulaye Sow, Dr Moussa Baba Diallo, Dr Lindsey Egounlety, Mme Cissé Mami Mballo.
- À la population de Ourossogui et du Fouta « leydi cernaabe et walyabé », Merci
- À la jeunesse africaine, à qui appartient l'avenir : « L'espoir est permis ».

REMERCIEMENTS

Ce livre est le fruit d'une aventure humaine passionnante, faite de rencontres, d'échanges, d'expériences scientifiques, d'apprentissage, de recherche et d'engagement ; bref, une aventure profondément humaine et chaleureuse. J'adresse mes sincères remerciements :

- À mes maîtres, collègues, internes, DES de pédiatrie, étudiants en Médecine, Infirmiers, Sage-femme, Assistante infirmières
- Au personnel de l'Hôpital d'Enfants Albert Royer
- Au personnel du Pavillon K (Service de pneumologie pédiatrique et de soins continus) : Mme Gueye Major, Ramata Sow, Moussa
- Au personnel de la Clinique Pasteur de Dakar
- Au personnel d'Olympique Club de Dakar : Philo, Romain, Fama
- Au personnel de l'Hôpital Ste-Justine de Montréal ainsi qu'à mes fellows 2008-2010 : Dr Than Diem Nguyen et Dr Nelly Yasbeck
- À mes sœurs adorées, Fatimata Diallo BA et Raby Seydou Diallo, écrivaines, femmes leaders et entrepreneures, dont l'inspiration et les encouragements ont guidé mes premiers pas dans l'écriture.
- À Ndeye Khady Diop, Feu Alassane Cissé, Ramata Dème, Astou Mbène Thioub, Salimata Aw, Awa Mbaye, Marie Rosalie Ndiaye, Mousso Sène, Fabrice Ngéma, Pape Thiaw « coach », Chérif Fall

PRÉFACE

L'asthme de l'enfant et de l'adolescent est une maladie aux multiples facettes, dont l'expression clinique, l'évolution et l'impact diffèrent largement d'un jeune patient à l'autre. Au-delà de ses manifestations respiratoires, cette affection chronique influe sur la croissance, la scolarité, les activités physiques, ainsi que sur le bien-être émotionnel et social des enfants et des adolescents qui en souffrent. Aborder l'asthme pédiatrique impose ainsi une compréhension globale de l'enfant et de son environnement, une vision intégrative que cet ouvrage met brillamment en lumière.

Dans l'*« Asthme de l'enfant et de l'adolescent. Une maladie* à *facettes multiples : à chacun son asthme ! »*, le Professeur Idrissa Demba Bâ, Chef du Service de Pneumologie au Centre Hospitalier National d'Enfants Albert Royer et enseignant-chercheur à l'Université Cheikh Anta Diop de Dakar, met au service du lecteur une expertise clinique et scientifique rare. Fort de plus d'une décennie de pratique spécialisée en pneumologie et allergologie pédiatriques, il propose un travail rigoureux, nourri à la fois par son expérience quotidienne auprès des patients et par un engagement constant dans l'enseignement, la recherche et la formation des futurs pédiatres.

Formé à l'hôpital Sainte-Justine de Montréal, l'un des centres de référence mondiale en pneumologie pédiatrique, le Professeur Bâ a développé une compréhension fine des déterminants médicaux, environnementaux, psychologiques et sociaux qui modulent l'expression de l'asthme chez l'enfant. Cette vision globale irrigue tout l'ouvrage. À travers une analyse claire et structurée, il explore la diversité des phénotypes, les particularités du diagnostic à l'âge pédiatrique, les spécificités de la prise en charge thérapeutique et l'importance déterminante de l'éducation thérapeutique.

Ce livre se distingue également par sa volonté d'intégrer les familles, les éducateurs, les enseignants et l'ensemble des professionnels de santé dans une démarche cohérente et coordonnée. On y retrouve des conseils pratiques, des recommandations basées sur les données actuelles de la science, ainsi que des rappels essentiels pour reconnaître, comprendre et mieux anticiper les exacerbations. Le lecteur est invité à saisir les nuances qui font de chaque enfant un cas unique, et à adapter l'approche de soins à ses besoins spécifiques, dans une logique de personnalisation et d'humanisation de la prise en charge.

Au-delà de sa portée clinique, cet ouvrage représente aussi un plaidoyer pour une meilleure connaissance de l'asthme pédiatrique au Sénégal et en Afrique, où les enjeux de sensibilisation, de diagnostic précoce et d'accès aux traitements restent cruciaux. Le Professeur Bâ y propose une vision moderne et ambitieuse de la lutte contre l'asthme, au service d'une meilleure qualité de vie des enfants et adolescents, mais aussi de leurs familles.

Nous formulons le vœu que cette œuvre devienne une référence incontournable pour les étudiants, les médecins, les paramédicaux, les décideurs en santé, ainsi que pour toute personne désireuse de mieux comprendre cette maladie complexe. Grâce à la passion, à la pédagogie et à la rigueur scientifique du Professeur Idrissa Demba Bâ, le lecteur trouvera dans ces pages des connaissances actualisées, mais aussi une source d'inspiration pour accompagner avec empathie et efficacité les jeunes vivant avec l'asthme.

Professeur Ousmane Ndiaye
Chef de Service Universitaire de Pédiatrie, UCAD
Chef de Service de Pédiatrie, Centre Hospitalier National d'Enfants Albert Royer, CHU Fann – Dakar

AVANT-PROPOS

Le hasard existe-t-il ?

J'ai toujours rêvé de devenir médecin pour être au service de ma communauté, voyager à travers le monde, partager ma passion mais aussi écrire. Désormais, je soigne des patients et aide des personnes en situation de vulnérabilité. J'ai découvert les multiples facettes de l'humain lors de voyages scientifiques.

Longtemps ai-je hésité avant de me lancer dans l'écriture, exercice à la fois délicat et exigeant pour donner vie à ce rêve qui germait déjà en classe de CM1, en 1986 : année mémorable, marquée à la fois par la célébration collective du centenaire de Lat Dior Ngoné Latyr Diop et par un souvenir personnel impérissable, le décès de ma mère. C'est également cette année-là que le petit écolier timide que j'étais reçut son tout premier livre, récompense du meilleur élève à l'école primaire de Ourossogui, éponyme de mon royaume d'enfance au Fouta Toro (Nord-Est du Sénégal). Ce fut une émotion exaltante, comparable à la renaissance du sphinx à partir de ses cendres.

Le présent ouvrage, intitulé « Asthme de l'enfant et de l'adolescent, une maladie à facettes multiples : chacun a son asthme !» est d'abord destiné aux étudiants en médecine et aux soignants (médecins spécialistes ou non, paramédicaux), mais aussi aux enseignants, aux parents et à toute personne curieuse de mieux comprendre cette pathologie complexe. Dans un style simple, parfois direct, j'y partage ma passion de praticien, mes expériences quotidiennes au chevet des patients, et surtout ma compréhension de l'asthme.

En remontant dans mon souvenir, je me rends compte que mon parcours aurait pu s'interrompre bien plut tôt. En 1997, après un Baccalauréat obtenu au Lycée Charles De Gaulle de Saint-Louis, durant une année scolaire « catastrophique » pour l'école sénégalaise (quatre mois de grève interminable, la disparition de notre guide religieux et régulateur social : Mame Abdou Aziz Dabakh Malick Sy paix à son âme), j'ai connu ce que j'appelle « *une saison blanche et sèche* » dans ma vie pour paraphraser le chef-d'œuvre éponyme d'André Brink, dont je venais de terminer la lecture en quarante-huit heures. Une lecture qui a été un déclic pour la suite de mes études et qui m'a convaincu qu'un livre pouvait véritablement changer une vie.

En réalité, mon aventure médicale a réellement débuté en 2003 par la réussite au fameux concours d'Internat des Hôpitaux de Dakar, avec une formation au CHU Aristide Le Dantec et au Centre Hospitalier National d'Enfants Albert Royer. Puis, je fis un séjour au Canada (2008-2010) comme Moniteur Clinique en Pneumologie Pédiatrique au Centre Hospitalier Universitaire Sainte-Justine de Montréal. De retour à Dakar, j'ai poursuivi ma carrière académique à l'Université Cheikh Anta DIOP de Dakar, d'abord en qualité d'Assistant Chef de Clinique (2013), puis Professeur Agrégé (2018) et enfin Professeur Titulaire (2022).

Tout au long de ce chemin, je n'ai jamais oublié les Maîtres qui nous ont transmis leur savoir, à mes co-disciples et moi-même qui gardions en tête ce proverbe de chez nous « *En buvant l'eau du puit, n'oubliez pas ceux qui l'ont creusé !*». C'est donc une opportunité pour moi de rendre un hommage infini à tous nos Maîtres du Sénégal, de L'Afrique et du Canada. Dieu seul sait leur apport consistant dans ma formation et ma maturité. J'en citerai quelques noms : feu Professeur Dembel Sow, Professeur Guélaye Sall, Professeur Denis Bérubé, Professeur Boubacar Camara, Professeur Jacques Edouard Marcotte, Professeur Guy Lapierre, Professeur Sophie Laberge etc….

J'ai une pensée particulière pour mon mentor, mon model, le Professeur Mamadou Ba, père de la pneumologie pédiatrique en Afrique subsaharienne, qui m'a inculqué cette formule devenue mon leitmotiv : *« La médecine s'apprend au lit du malade !».* Partir du patient vers le livre, puis du livre vers le patient : telle est la démarche itérative qui guide ma pratique. In fine le « *problème d'un malade est un problème de diagnostic !*». Et c'est fort de ce constat que je m'acquitte de la noble mission qui m'a été confiée : celle de perpétuer le legs tout en faisant grandir le service de pneumologie pédiatrique au CHU de Dakar. Sans oublier, le Professeur Ousmane Ndiaye, actuel chef du Service Universitaire de la Pédiatrie de Dakar, qui une source intarissable d'inspiration et de motivation pour moi et les générations futures.

C'est donc tout naturellement que j'ai choisi de commencer par le sujet passionnant de mon quotidien, à savoir l'asthme. Maladie multifactorielle et sinueuse, elle reste mystérieuse. En 2023, nous avons franchi un cap décisif en installant le premier Laboratoire Pédiatrique des Explorations Fonctionnelles Respiratoires pédiatrique en Afrique subsaharien à Dakar, équipé d'un pléthysmographe multifonctionnel. Cette avancée, longtemps jugée impossible à réaliser dans notre contexte à moyens limités, a transformé notre approche et enrichi l'enseignement dispensé aux étudiants et médecins en spécialisation qui bénéficient de formations régulières sur les explorations fonctionnelles respiratoires. Toutes ces expériences cumulées ont été déterminantes dans l'écriture de ce livre.

L'asthme, première maladie chronique de l'enfant, concerne près de 16% des élèves selon une étude que mon équipe a menée dans cinq (05) grands lycées de Dakar et de sa banlieue avant la pandémie de Covid-19. Ce chiffre élevé illustre l'urgence d'une meilleure compréhension et d'une prise en charge adaptée. C'est tout le sens de ce livre qui est structuré en une quinzaine de chapitres allant des bases fondamentales sur l'asthme à l'éducation thérapeutique, en passant par la classification, les causes et la prise en charge de la maladie. Chaque chapitre est solidaire de l'ensemble.

Dans un langage accessible autant aux professionnels de la santé qu'aux profanes, j'y explique les mécanismes de l'asthme, ses manifestations, ses comorbidités, les moyens de diagnostic et de traitement, ainsi que l'importance de l'éducation thérapeutique et de l'activité physique régulière et adaptée. Je m'attaque aussi aux idées reçues, comme la phobie des pompes ou l'usage de termes impropres tels que « faux asthme » « la bronchite asthmatiforme ».

Enfin, ce projet n'aurait jamais vu le jour sans le soutien indéfectible de ma famille, en particulier mon épouse, mes parents Feu Demba Samba BA « kaw mbarodi », Feu Maman Mariane Kwopindo Ba, Feu Baba Ama BA, Feu Baba Seydou Diallo, Khady Niang Diallo « maman » et ainsi que mes frères/sœurs, mes cousines Diallo et BA (Kiné, Haby, Raby, Amadou, Rokhaya, Tanty, Mariam), mes collègues et amis (Professeur Indou Deme/Ly, Pr Abou Ba, Dr Fatime Tall/Fall, Dr Guilaye Diagne, Dr Amadou Sow, Dr Mame Awa Ndao, Dr Rayana Seye, Dr Francois Niokhor Diouf, Dr Abdoulaye Sow, Dr Moussa Baba Diallo, Dr Astrid, Dr jean Paul Ndensi). Mes références sont mon père, Feu Demba Samba Ba, homme d'affaires ayant réussi en Centrafrique, Feu Seydou Diallo et le Professeur Mamadou Ba, qui m'ont transmis l'amour du savoir, la persévérance et la quête de l'excellence. Qu'ils trouvent ici l'expression de ma gratitude.

Professeur Idrissa Demba BA

Pneumo-pédiatre / Allergologue

Chef du Service de Pneumologie

Pédiatrie Centre Hospitalier National d'Enfants Albert Royer

RÉSUMÉ

« *Asthme de l'enfant et de l'adolescent, une maladie* à *facettes multiples : à chacun son asthme !* », est un ouvrage transversal destiné avant tout aux éternels apprenants (ceux qui ont soif des connaissances), aux étudiants, aux professionnels de santé (médecins spécialistes ou non, paramédicaux), mais aussi aux enseignants, aux parents et à toute personne curieuse de comprendre cette pathologie complexe.

Dans un style simple, parfois direct, Professeur Idrissay partage ma passion de praticien, ses expériences quotidiennes au chevet des patients, et surtout sa compréhension de la maladie. L'asthme, première maladie chronique de l'enfant, concerne près de 16% des élèves selon une étude menée par son équipe dans cinq (05) grands lycées de Dakar et de sa banlieue. Ce chiffre élevé illustre l'urgence d'une meilleure compréhension et d'une prise en charge adaptée.

Pathologie à la fois sinueuse et multifacette, l'asthme reste encore une maladie mystérieuse. Il peut disparaitre et apparaitre à n'importe quel âge de la vie. C'est tout l'enjeu de cet ouvrage, structuré en une quinzaine de chapitres allant des bases physiopathologiques à l'éducation thérapeutique, en passant par la classification, les causes et la prise en charge de la maladie.

Chaque chapitre est solidaire de l'ensemble. Dans un langage accessible aussi bien aux professionnels de la santé qu'aux non-spécialistes, l'auteur y explique les mécanismes de l'asthme, ses manifestations, ses comorbidités, les moyens de diagnostic et les modalités de prise en charge, tout en insistant sur l'importance de l'éducation thérapeutique et de l'activité physique adaptée.

L'ouvrage s'attaque également aux idées reçues, telles que la phobie des inhalateurs (pompes) ou l'usage de termes impropres comme « faux asthme » ou « bronchite asthmatiforme ». Enfin, il est enrichi d'anecdotes issues d'histoires vécues et racontées par les parents.

"Why work hard if you don't want to be the best"

Koby Bryan

"If you change nothing, nothing will change"

Tony Robbins

« Ne regrette rien, il faudra toujours continuer à apprendre et à te perfectionner, et ce n'est pas à l'école que tu pourras le faire. L'école donne des diplômes, mais c'est dans la vie qu'on se forme »

Amadou Hampâté Bâ

« La plus grande valeur de la vie n'est pas ce que vous obtenez. La plus grande valeur dans la vie est ce que vous devenez »

Jim Rohn

PARTIE 1

FONDEMENTAUX SUR L'ASTHME

CHAPITRE I

ASTHME DE L'ENFANT ET DE l'ADOLESCENT, DE QUOI PARLE-T-ON ?

L'asthme est la maladie respiratoire chronique la plus fréquente chez l'enfant. C'est une maladie ancienne connue depuis l'antiquité. Ce chapitre clarifie le vocabulaire, explique les manifestations aigues de l'asthme, met en lumière les phases silencieuses entre deux crises d'asthme. La plupart de ces notions ont évolué au fil des siècles jusqu'à nos jours.

HISTORIQUE

L'asthme est une maladie ancienne connue depuis l'antiquité. A cette époque, tout patient présentant une gêne respiratoire était considéré comme asthmatique [1] [2]. D'ailleurs, le mot asthme vient du grec ancien ἆσθμα / *ásthma*, via le latin *asthma* qui signifie « essoufflement ».

Homère, dans « l'Iliade », au chant XV, « Réveil et colère de Zeus », employa pour la première fois le mot « asthma », pour désigner la suffocation atroce dont souffrit Hector étendu dans la plaine [3].

Au fil des siècles, les notions ont évolué. Ainsi en 1698, John Floyer publia le premier traité médical sur l'asthme inspiré de sa propre expérience [4]. En 1860, Henry H. Salter décrivit l'asthme comme une "dyspnée paroxystique d'un caractère particulier avec des intervalles de respiration saine entre les crises" [5].

En 1892, Sir William Osler, dans son œuvre « Principes et pratique de la médecine » est largement revenu sur les aspects cliniques et physiopathologiques de l'asthme en insistant sur le rôle du bronchospasme [1].

Jusqu'à la première moitié du 20eme siècle, le traitement de l'asthme reposait essentiellement sur les bronchodilatateurs. Ce n'est que vers les années 1970 que les premiers essais cliniques ont été réalisés avec les corticoïdes inhalés [1]. Aujourd'hui, la biothérapie représente une opportunité thérapeutique surtout dans les cas d'asthme dits « sévères ».

DEFINITIONS DES TERMES ET DES CONCEPTS

L'asthme est une maladie inflammatoire chronique des voies respiratoires et fait partie des maladies non transmissibles (MNT). Il existe dans la littérature médicale des termes et définitions importants à connaître. Ainsi seront abordés successivement dans ce chapitre :

- La définition de l'asthme de l'enfant d'âge scolaire (définition qui s'applique aux enfants d'âge scolaire, aux adolescents et aux adultes) et celle de l'asthme de l'enfant d'âge préscolaire (avant l'âge de 5 ans).
- Les manifestations aigues de l'asthme, couramment dénommées « crise d'asthme » ou « exacerbation aiguë d'asthme ». L'asthme aigu grave est une entité de la crise d'asthme.
- Les périodes inter-critiques ou asymptomatiques de l'asthme sont celles pendant lesquelles le patient ne présente pas de manifestations cliniques, mais la maladie demeure.

Remarque

La distinction entre « phases ou périodes de manifestations aiguës » et « phases inter critiques ou asymptomatiques » est purement subjective, voire imaginaire. Car la maladie est encore présente.

ASTHME DE L'ENFANT D'AGE SCOLAIRE ET DE L'ADOLESCENT

L'asthme est défini de la même manière chez l'enfant d'âge scolaire, l'adolescent que chez l'adulte. Dans la littérature médicale, il existe de nombreuses définitions de l'asthme [6]. Nous retenons celle de la *Global Initiative for Asthma (GINA)* [7], en français Initiative Mondiale pour l'asthme ci-dessous :[8]

> « Une maladie hétérogène, habituellement caractérisée par une inflammation chronique des voies aériennes.
>
> Il est défini par une histoire de symptômes respiratoires tels que les sifflements, la dyspnée, l'oppression thoracique et la toux qui varient dans le temps et en intensité, avec limitation variable des débits expiratoires » [7].

De cette définition nous retenons que :

➢ **Le terme « maladie hétérogène »** traduit la grande variabilité des manifestations cliniques de l'asthme d'un patient à un autre. Ceci fait ressortir la notion que *l'asthme est une maladie à facettes multiples*. C'est-à-dire qu'il peut exister des différences notables d'un patient à un autre. Ces différences peuvent porter sur l'âge d'apparition des symptômes de l'asthme, sur les manifestations cliniques, sur la sévérité et même sur l'évolution de l'asthme d'un patient à un autre. Parfois même la réponse au traitement peut être différente d'un patient à un autre. C'est ce que nous appelons dans le jargon médical actuel les « phénotypes » et « génotypes » de l'asthme (nous y reviendrons plus loin). Certains praticiens diront par abus de langage « *mon asthme est totalement différent de celui de mon voisin !* ». Pour ma part, j'ai l'habitude de rappeler aux parents, aux patients et même aux collègues jeunes médecins et étudiants que « *chacun a son asthme* ! ».

➤ **Le terme « maladie chronique »** fait allusion au fait que l'asthme peut persister dans le temps. L'asthme ne « *guérit pas* » et peut être présent durant toute une vie ; il peut cependant être contrôlé ou parfois disparaitre pendant des années et revenir plus tard.

Qu'est-ce que la GINA [8]

La Global Initiative for Asthma (GINA), en français Initiative mondiale pour l'asthme, groupe d'experts créé en 1993, est née du fruit d'une collaboration entre le « National Heart, Lung, and Blood Institute », le NIH (National Institues for Health) et l'OMS.

Le but de la GINA est de faire diminuer la prévalence (c'est-à-dire le nombre de personnes atteintes), la morbidité (c'est-à-dire les symptômes engendrés) et la mortalité liée à l'asthme en éditant chaque année de nouvelles lignes directrices sur l'asthme.

PARTICULARITES DE L'ASTHME DE L'ENFANT D'AGE PRESCOLAIRE.

Qu'est-ce que l'âge préscolaire ?

L'âge préscolaire constitue une référence particulière. En effet, très souvent l'asthme débute à cette période. Or, les tests d'explorations fonctionnelles respiratoires (EFR), examens clés de confirmation de l'asthme, sont très difficiles à réaliser à cet âge.

L'âge préscolaire est la période précédant l'entrée à l'école élémentaire et coïncide donc avec la période de fréquentation de l'école maternelle. Chez les francophones l'école maternelle : c'est la période avant l'âge de 3 ans. Alors qu'en milieu anglophone, on l'appelle « Kindergarten » ou école maternelle : c'est la période avant l'âge de 5 ans.

Concept de l’asthme du nourrisson

En 1981 Tabanick et Levinson avaient déjà introduit le concept d’asthme du nourrisson en le définissant en les termes suivants : « Tout nourrisson de moins de deux ans présentant des épisodes récurrents de respiration sifflante (trois crises ou plus) est considéré comme souffrant d'asthme, quel que soit l'âge d'apparition, les signes d'atopie, la cause apparente de la respiration sifflante ou la fréquence de la respiration sifflante [9] ».

Définition de l’asthme de l’enfant d’âge préscolaire

➢ **Selon la Haute Autorité de Santé (HAS) en France**

En France, la Haute Autorité de Santé (HAS) en France, a proposé en 2019 une nouvelle définition de l’asthme préscolaire [10].

> « L’asthme de l’enfant de moins de 36 mois est défini comme tout épisode dyspnéique avec râles sibilants, qui s’est produit au moins trois fois depuis la naissance et cela quels que soient l'âge de début, la cause déclenchante, l'existence ou non d'une atopie.
>
> Ces épisodes de sifflements sont discontinus, avec des périodes pendant lesquelles l’enfant est asymptomatique ».

➢ **Définition de la GINA de l'asthme préscolaire selon la GINA :**

Ce concept d'asthme de l'enfant de moins de 5 ans a été introduit il y'a quelques années par la GINA qui propose des critères de probabilité diagnostiques (*probability of asthma diagnosis of children* [7], pour ne pas confondre l'asthme du tout-petit avec des infections respiratoires banales. Ainsi on distingue 3 groupes :

Groupe de patients parmi lesquels peu ont de l'asthme, en anglais « few have asthma »

Symptômes (toux, sifflements, difficultés respiratoires), durée < 10 jours, lors des infections virales des voies respiratoires supérieures.

2-3 épisodes par an

Absence de symptômes entre les épisodes

Groupe de patients lesquels certains ont de l'asthme, en anglais « some have asthma »

Symptômes (toux, sifflements, difficultés respiratoires), durée > 10 jours, lors des infections virales des voies respiratoires supérieures

> 3 épisodes par an ou des épisodes sévères et ou aggravation nocturne

Entre les épisodes certains ont une toux occasionnelle des sifflements ou une respiration difficile

Groupe de patients parmi lesquels la plupart ont de l'asthme, en anglais « most have asthma »

Symptômes (toux, sifflements, difficultés respiratoires), durée > 10 jours, lors des infections virales des voies respiratoires supérieures

> 3 épisodes par an ou des épisodes sévères et ou aggravation nocturne

Entre les épisodes l'enfant présente de la toux, des sifflements, de la respiration chargée pendant les jeux et/ou lors des pleurs.

La sensibilisation allergénique, la dermatite topique, allergies alimentaires, ou une histoire familiale d'asthme.

Points essentiels

Les définitions de l'asthme d'âge préscolaire sont des définitions opérationnelles, c'est-à-dire pratiques. Elles visent à aider les praticiens, pédiatres en particulier à éviter le sous diagnostic et le retard de prise en charge de l'asthme.

Tout retard diagnostique de l'asthme chez le jeune enfant induit à une sur-morbidité importante de l'asthme : consultations fréquentes aux urgences, hospitalisations à répétitions, surconsommation de médicaments inutiles et nocifs parfois à cet âge (sirops antitussifs, corticoïdes oraux à répétition, antihistaminiques, antibiotiques etc.), anxiété et stress des parents (nuits difficiles « blanches », absentéisme au travail des parents, perte de productivité...) et augmentation des dépenses de santé. C'est le constat que nous faisons dans notre pratique quotidienne.

L'effet contraire, c'est-à-dire le sur-diagnostic de l'asthme est également possible, d'où l'importance d'une évaluation rigoureuse.

Par ailleurs, quelle que soit la définition utilisée, l'asthme est susceptible d'évoluer de façon aiguë (crise d'asthme ou exacerbation aiguë d'asthme) et des périodes d'accalmie de durée plus ou moins longue.

DIFFERENTES MANIFESTATIONS AIGUËS DE L'ASTHME

L'asthme alterne entre des périodes calmes et des épisodes de déstabilisation. Ces derniers portent différents noms qu'il faut distinguer : d'une part la crise d'asthme, ou encore exacerbation aiguë et d'autre part l'asthme aigu grave. Pendant ces périodes, l'enfant présente des manifestations cliniques évocatrices de l'asthme mais non spécifiques.

Des terminologies différentes sont utilisées pour les désigner. Il ne faut pas les confondre.

Crise d'asthme

Le terme crise d'asthme, en anglais « *acute asthma* », prend en compte le caractère de survenue aiguë et brutale [11] [12].

> La crise d'asthme est un « accès paroxystique de durée brève. Les symptômes sont à type de dyspnée, d'oppression thoracique, de sibilants (sifflement) mais aussi de toux, volontiers nocturnes, cèdent spontanément ou sous l'effet du traitement.
>
> La survenue d'épisodes de toux déclenchés par le rire, l'excitation ou l'effort, est un des symptômes d'asthme [9] [10].

Asthme aigu grave [11] [13]

Lorsque la crise d'asthme engage le pronostic vital : état de santé du patient critique, risque de décès significatif, nécessite une intervention médicale urgente). On parlera alors d'asthme aigu grave (AAG). La prise en charge de AAG ne doit souffrir d'aucun retard.

L'asthme aigu grave est une crise d'asthme qui ne répond pas au traitement bronchodilatateur bien conduit (3 séances de nébulisation) ou dont l'intensité est inhabituelle dans son évolution ou sa symptomatologie. Elle peut évoluer vers l'insuffisance respiratoire aiguë menaçant le pronostic vital. Il peut s'agir d'une crise inaugurale.

L'AAG est différent de la crise d'asthme grave. Nous reviendrons sur les critères de gravité d'une crise d'asthme (dans le chapitre consacré aux aspects cliniques de l'asthme).

Exacerbation aiguë d'asthme

La notion d'exacerbation aiguë est une expression en vogue, employée dans beaucoup de maladies chroniques : bronchite chronique obstructive (BPCO), mucoviscidose, le diabète etc… Elle laisse entrevoir la « perte de l'état de contrôle (équilibre de base) sur une maladie chronique évolutive », c'est-à-dire un déséquilibre de la maladie.

Toute persistance des symptômes respiratoires aigus de l'asthme au-delà de 24 heures est une exacerbation aigue d'asthme, ceci quelle que soit le mode de début progressif ou brutal. Cette déstabilisation symptomatique justifie une intervention thérapeutique adaptée [14] [15]. L'exacerbation aiguë d'asthme est parfois facilement confondue avec la crise d'asthme.

PHASES INTER-CRITIQUES

Entre deux crises, l'enfant asthmatique peut paraître en parfaite santé : asymptomatique. Ce sont les périodes « silencieuses » de l'asthme au cours desquelles les patients ont peu ou aucun symptôme. La durée de ces périodes asymptomatiques est très variable. Elle peut aller de quelques jours à des semaines, parfois même plusieurs mois. On parle alors d'asthme contrôlé ou partiellement contrôlé.

Chez certains patients la durée des périodes d'accalmie peut aller jusqu'à plusieurs années au point que chez certains enfants, on parle de « disparition » de l'asthme. Cette tendance est fréquemment observée dans notre pratique courante chez certaines formes d'asthme préscolaire dites « asthme viro-induits ». Ce dernier est parfois inapproprié. Les manifestations cliniques ont tendance à s'estomper voire « disparaitre » vers l'âge de 5 à 7 ans.

Néanmoins, les symptômes sont susceptibles de réapparaitre plus tard. C'est pourquoi, dans les maladies chroniques, en générale, il est préférable de parler soit d'asthme contrôlé (équilibré comme dans le diabète ou l'hypertension artérielle) soit d'asthme en voie de disparition si les symptômes restent longtemps sans réapparaitre.

Il est important d'éviter d'employer le terme de « guérison » dans l'asthme comme pour toute maladie chronique. Les symptômes de l'asthme peuvent revenir du fait de l'intervention de facteurs environnementaux par exemple. Les facteurs génétiques quant à eux (c'est la prédisposition génétique) restent toujours présents. La surveillance, l'éducation thérapeutique et l'éviction des facteurs déclenchants restent indispensables. En effet, les bronches des patients enfants asthmatiques ont tendance à garder leur hyperréactivité à divers stimuli.

Messages clés à retenir du chapitre

- L'asthme est une maladie chronique très hétérogène. Il est donc très difficile d'avoir une définition unanime de l'asthme.
- Elle se définit de la même manière chez l'enfant que chez l'adulte, l'adolescent et l'enfant d'âge scolaire.
- Les particularités des jeunes enfants sont prises en compte pour éviter tout retard de diagnostic de l'asthme : c'est l'asthme de l'enfant de préscolaire ou de moins de 5 ans.
- La crise d'asthme et l'exacerbation aigue d'asthme sont des formes d'expression aigues de l'asthme. Entre deux poussées aigues d'asthme, on parle de périodes silencieuses ou asymptomatiques.
- Il faut éviter d'employer le terme de guérison dans l'asthme.

CHAPITRE II

PROBLÉMATIQUE DE L'ASTHME

L'asthme est une maladie non transmissible qui touche les enfants, les adolescents et les adultes dans le monde entier [16]. Estimer précisément sa prévalence demeure difficile à l'échelle mondiale en raison de l'hétérogénéité des méthodologies d'étude. La maladie génère une morbidité et une mortalité importante et un fardeau socio-économique majeur, mesuré notamment par les Années de Vie Corrigées du Facteur d'invalidité (AVCFI), en anglais DALY pour *Disability-Adjusted Life Year*).

DANS LE MONDE : Prévalence, Mortalité, Fardeau [17] [18]

La prévalence globale de l'asthme a fortement augmenté ces dernières années avec de grandes disparités entre les régions et les pays [19]. Cette augmentation est liée à de nombreux facteurs en particulier au changement de climat.

Dans le monde [18],

- Prévalence mondiale de l'asthme : 262 millions de personnes souffraient d'asthme avec une forte disparité selon les régions du monde.
- Mortalité globale : plus de 455 000 décès par an dans le monde.
- Fardeau mondial global : 21,55 millions d'année de vie perdu c'est-à-dire le nombre d'Année de Vie Corrigé du Facteur d'invalidité (AVCFI), connu en anglais sous l'acronyme DALY pour : Disability-Adjusted Life Year) dans le monde.

La majorité des décès liés à l'asthme survient dans les pays à revenu faible ou intermédiaire [16] où le sous-diagnostic, l'accès inégal aux soins et les traitements inadaptés restent des défis majeurs.

EN AFRIQUE : Prévalence, Mortalité, Fardeau

L'asthme constitue un véritable problème de santé publique sur le continent. Les données disponibles montrent des prévalences variables selon les pays, avec des niveaux particulièrement élevés décrits en Afrique du Sud [20]. Les spécificités contextuelles (exposition environnementale, urbanisation rapide, inégalités d'accès aux soins spécialisés) contribuent à ces variations [21]

En Afrique [22],

- En 2016 déjà, on estimait à plus de 50 millions le nombre d'individus vivant avec l'asthme
- La prévalence de l'asthme en Afrique au niveau de la population est de 12,8%.
- La mortalité et le fardeau de l'asthme sont énormes.

AU SENEGAL : Prévalence, Mortalité, Fardeau

La prévalence dans la population générale n'est pas précisément connue. Néanmoins les données hospitalières témoignent d'une augmentation du nombre de cas ces dernières années.

Au Sénégal,

- Prés de 16,38% des adolescents en milieu scolaire dakarois souffrent d'asthme selon une étude que avons mené dans 5 grands lycées de Dakar) [21] en 2021.
- Un enfant sur 10 est affecté par les symptômes d'asthme en milieu rural (étude menée en milieu rural à Niakhar au Sénégal) en 2010) [23].
- En revanche le fardeau de l'asthme n'a pas été étudié de façon exhaustive.

Certains indicateurs observés localement se situent parmi les niveaux les plus élevés rapportés aux standards internationaux, ce qui souligne l'urgence d'une meilleure prévention, d'un diagnostic plus précoce et d'une prise en charge standardisée.

Messages clés à retenir du chapitre

- L'asthme a un fardeau mondial important particulièrement chez l'enfant.
- Les pays à revenu faible ou intermédiaire concentrent la majorité des décès, souvent par sous-diagnostic et traitement inadéquat.
- En Afrique et au Sénégal, les données plaident pour renforcer la prévention, l'accès aux moyens diagnostiques, aux traitements inhalés et aux biothérapies.

CHAPITRE III

SURVOL DE L'ANATOMIE ET DE LA PHYSIOLOGIE DES VOIES RESPIRATOIRES

Avant d'aborder plus loin les mécanismes impliqués dans l'inflammation bronchique, il est nécessaire de revenir sur l'organisation des voies aériennes (VA), la constitution de la muqueuse respiratoire et les principaux systèmes de défense de ces VA.

DESCRIPTION DES VOIES AERIENNES

Également appelées voies respiratoires, les VA conduisent l'air jusqu'aux alvéoles, sites des échanges gazeux entre oxygène et dioxyde de carbone [22]. Les voies respiratoires sont illustrées dans la figure 1.

Composition de l'air inspiré

L'air inspiré contient majoritairement de l'azote (N_2) à 78%, d'oxygène (O_2) à 21%. Les autres gaz sont faiblement représentés : gaz carbonique (CO_2) à 0,035% et une très faible proportion de gaz rares (Aragon, Hélium, Krypton et hydrogène de vapeur d'eau).

En cas de pollution sa composition change avec une augmentation des gaz polluants à effet de serre : gaz carbonique, oxydes de soufre, oxydes d'azote, ozone, oxydes de carbone… Cela peut provoquer ou favoriser l'apparition des maladies respiratoires comme l'asthme par exemple.

On distingue classiquement les voies aériennes supérieures (VAS) et les voies aériennes inférieures (VAI).

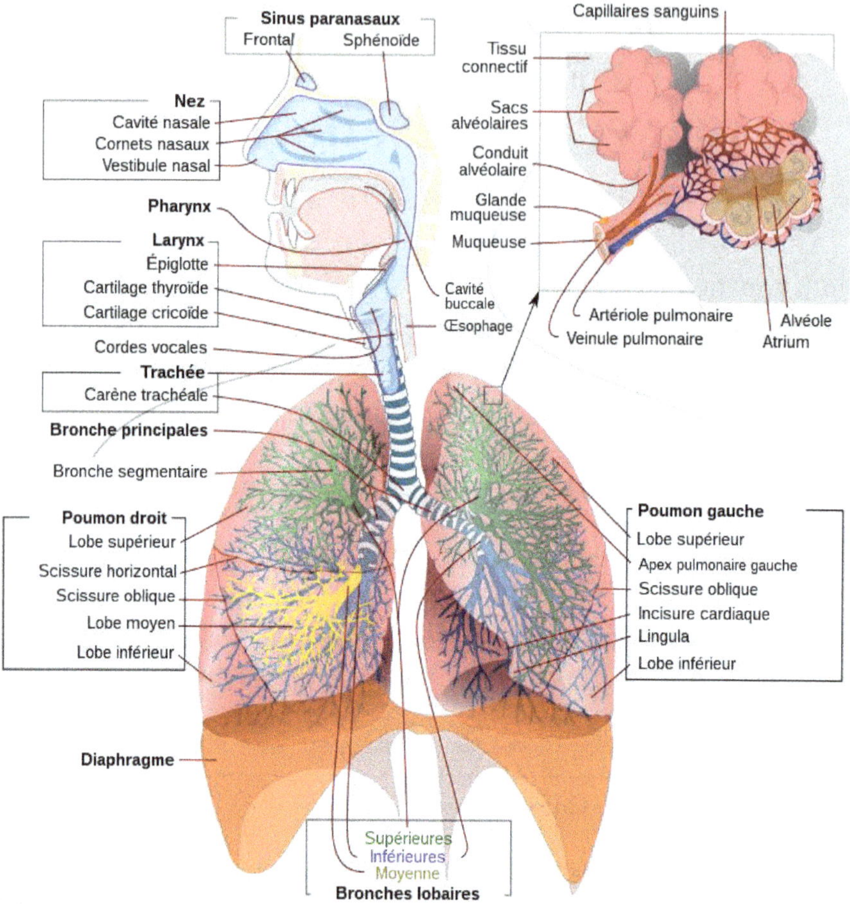

La figure 1 : Illustration schématique des voies respiratoires chez l'homme **[23]**.

VOIES AERIENNES SUPERIEURES

Elles comprennent le nez (et/ou la bouche), les sinus paranasaux, le pharynx et le larynx. Ce sont des voies de conduction: il n'y pas d'échange gazeux au niveau des VAS [24].

L'air inspiré y est filtré, réchauffé, humidifié. Les VAS participent également à l'odorat, la déglutition et la phonation. [25] [26].

> Chez le nouveau-né et le jeune nourrisson, la respiration est majoritairement nasale. La moindre obstruction nasale peut entraîner une gêne respiratoire [25] [27]. Il est recommandé d'apprendre aux parents les gestes de désobstruction rhinopharyngée au sérum physiologique pour améliorer le confort respiratoire.

VOIES AERIENNES INFERIEURES

Les voies aériennes inferieures débutent à la jonction larynx-trachée et comprennent la trachée, les bronches, les bronchioles et les alvéoles. De la trachée (considérée génération 0) aux bronchioles terminales (génération 16), les VAI se subdivisent de façon dichotomique jusqu'à environ 23 générations.

- La zone de conduction (c'est-à-dire sans échange gazeux) va de la trachée aux bronchioles.
- Au-delà, c'est la zone respiratoire, c'est-à-dire des bronchioles respiratoires jusqu'aux sacs alvéolaires) : lieu des échanges gazeux en particulier de l'oxygène (O_2 et du gaz carbonique (CO_2).[22] [24] [27]. La surface d'échanges alvéolaires est estimée à environ 70 m^2 : soit l'équivalent d'un terrain de tennis.

Où retrouve t'on l'inflammation dans l'asthme ?

L'inflammation dans l'asthme siège surtout au niveau des bronches (bronches principales, des bronches lobaires, segmentaires et sous segmentaires) mais également au niveau des petites voies respiratoires distales (dans les bronchioles) [29].

La pierre angulaire de la prise en charge repose sur des médicaments qui agissent sur cette inflammation bronchique en particulier par des corticoïdes inhalés (pompes) avec une chambre d'inhalation pour faciliter le dépôt pulmonaire.

STRUCTURE DES BRONCHES

De la périphérie vers la lumière, la paroi bronchique comprend : cartilage, muqueuse interne, chorion, musculeuse (muscle bronchique lisse) muqueuse externe et épithélium bronchique [28]. La figure 2 illustre les différentes structures d'une bronche.

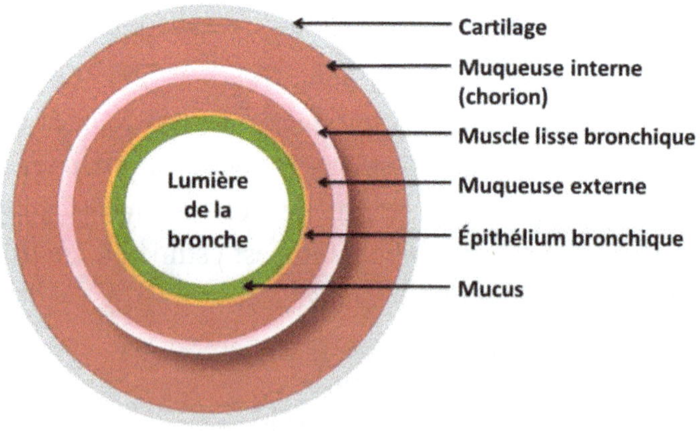

Figure 2 [28] : représentation schématique d'une coupe transversale d'une bronche

MUQUEUSE RESPIRATOIRE [29] [30] [31]

La muqueuse respiratoire tapisse les bronches. Elle joue un rôle clé de barrière à l'égard des agressions en particulier les polluants, les microbes, les substances toxiques, la fumée etc…Cette muqueuse comprend :

- un épithélium reposant sur une membrane basale et une sous-muqueuse. L'épithélium bronchique est de type respiratoire cylindrique. bien délimitée par une membrane basale et comporte de nombreux type de cellules. Les cellules ciliées portent à leur pôle apical des cils animés de mouvements permanents comme un « escalator », qui assurent l'évacuation des particules vers le carrefour aéro-digestif. Les cellules caliciformes ou cellules en gobelet contribuent la formation du mucus. Les cellules de Clara ou club cell : sont de forme cuboïde et non ciliée. Elles possèdent des propriétés sécrétrices et de renouvellement et quelques rares cellules neuroendocrines.
- une sous-muqueuse contenant des glandes bronchiques, des tissus musculaires lisses, du tissu cartilagineux, des nerfs, des ganglions nerveux et des vaisseaux (artères, veines et lymphatiques).
- et une couche fibrocartilagineuse.

Les différentes cellules épithéliales sont liées entre elles par des jonctions très serrées en anglais « *tight junction* » empêchant une pénétration des substances ou particules étrangères à travers la muqueuse.

Les alvéoles sont tapissées par les pneumocytes de type I et pneumocytes de type 2. Les pores de Kohn (reliant les alvéoles adjacentes à raison d'une quinzaine) et les canaux de Lambert (reliant directement les bronches aux alvéoles) assurent la ventilation collatérale.

MUCUS

La surface de la muqueuse respiratoire est recouverte d'un fin film liquide : mucus et liquide de surface péri-ciliaire. Le mucus est produit par les cellules sécrétrices de surface et les glandes sous-muqueuses. Les germes, les particules et les autres matériels étrangers qui pénètrent dans les voies respiratoires y sont piégés avant d'être éliminés grâce aux mouvements des cellules ciliées de l'épithélium respiratoire. Le mucus contient également des molécules de défense contre les agents infectieux [32] [31].

MÉCANISMES DE PROTECTION DES VOIES RESPIRATOIRES

A l'état normal les voies aériennes inférieures (VAI) ne contiennent que de l'air en dehors du mucus. Elles ne contiennent pas de microbe, ni de sécrétion bronchique, ni de particules ni d'autres substances étrangères, contrairement à la partie haute. Cette intégrité des voies respiratoires est assurée par les mécanismes de protection : toux, clairance muco-ciliaire, intégrité des jonctions serrées, régénération épithéliale et réponses immunitaires.

TOUX

La toux est un réflexe crucial protecteur des voies respiratoires (aériennes). Elle favorise l'expulsion des sécrétions bronchiques, des germes et des substances étrangères contenues dans les voies aériennes. J'ai l'habitude de dire que « la toux n'est pas une maladie ! ». Il n'est pas recommandé de donner des antitussifs en cas de toux productive ou d'infection. La toux aide l'organisme à se défendre en dégageant les voies respiratoires des sécrétions, des substances et des microbes qui pénètrent dans les voies respiratoires.

CLAIRANCE MUCOCILIAIRE

Elle est assurée par le mucus et les cellules ciliées. Les particules piégées dans le mucus sont transportées vers le carrefour oro-pharyngé grâce aux mouvements des battements ciliaires des cellules épithéliales.

JONCTIONS SERREES

Les cellules de l'épithélium respiratoire sont réunies par des jonctions serrées ou *tight junction* en anglais. Elles assurent l'imperméabilité de l'épithélium vis-à-vis des agents extérieurs (microbes, polluants, etc).

AUTRES MECANISMES

- **La régénération de la muqueuse bronchique** : elle facilite la réparation de l'intégrité de la muqueuse. Les cellules Clara (*cell club*) facilitent la régénération continue de l'épithélium respiratoire grâce à leur faculté de différenciation en cellules ciliées ou en cellules basales en cas d'altération de l'épithélium bronchique.

- **L'immunité :** elle joue un rôle très important dans les défenses contre les agressions infectieuses.

Messages clés à retenir du chapitre

- Les voies aériennes sont subdivisées en voies aériennes supérieures et inferieures.

- Elles sont tapissées par une muqueuse ciliée permettant d'assurer la clairance mucociliaire.

- Cette muqueuse sorte de housse joue un rôle crucial dans la protection des voies aériennes contre les agressions (microbes, polluants, toxines, allergènes etc.).

- La toux, la clairance muco-ciliaire, l'intégrité épithéliale et l'immunité coopèrent pour protéger l'arbre respiratoire.

Une bonne connaissance de l'anatomie et des mécanismes de protection des voies aériennes sont des prérequis à la compréhension des mécanismes physiopathologiques de l'asthme.

PARTIE 2

COMPRENDRE LES CAUSES ET LES MÉCANISMES DE SURVENUE DE L'ASTHME

CHAPITRE IV

QU'EST-CE QUI CAUSE DE L'ASTHME ?

L'asthme est l'une des maladies chroniques la plus courante chez l'enfant. Sa cause exacte n'est pas connue.

Maladie non transmissible

L'asthme fait partie des maladies non transmissibles (MNT) résultant d'interaction complexe de facteurs génétiques (prédisposition génétique, épigénétique) et de facteurs non génétiques (facteurs de risque environnementaux) qui contribuent à l'établissement de la maladie [132].

FACTEURS GÉNÉTIQUES

Il est évident et clair que l'asthme comporte une composante génétique très hétérogène (prédisposition) et les gènes impliqués dans la survenue de l'asthme sont nombreux.

PREDISPOSITION GENETIQUE

Les facteurs génétiques occupent une place déterminante dans l'apparition de l'asthme [33] [34]. D'ailleurs certaines formes cliniques de l'asthme surviennent dans certaines familles avec une composante héréditaire forte [34] [35]. L'hérédité dans l'asthme est estimée entre 35 % et 90 % de la causalité [33]. Cependant, cette hérédité dans l'asthme n'est pas de type mendélien, c'est-à-dire non monogénique (causée par un seul gène) ». Elle implique plusieurs gènes : maladie polygénique.

Au sein d'une même famille avec une forte hérédité d'asthme avérée (chez les parents, les grands-parents, les oncles, les tantes, les neveux et/ou les nièces) ou parfois même au sein d'une fratrie, certains membres présenteront des manifestations de l'asthme, d'autres pas du tout ou bien des manifestations légères d'asthme. Ces personnes ont néanmoins un risque plus élevé de développer de l'asthme à un moment quelconque de leur vie : c'est *la prédisposition génétique.*

Prédisposition génétique (ou susceptibilité génétique)

C'est le fait qu'une personne porteuse d'un « gène » dont la présence va augmenter le risque de survenue d'une maladie. Les descendants issus de famille asthmatique ont un risque plus élevé de développer l'asthme au courant de leur vie, donc ont une prédisposition génétique à développer de l'asthme.

GENES CANDIDATS DANS L'ASTHME [34] [33] [35]

L'identification des gènes impliqués dans l'asthme demeure un domaine de recherche en pleine expansion. A date, il n'existe pas encore de test génétique de diagnostic de l'asthme. Les études d'association pangénomique (en anglais GenomeWide Association Studies (GWAS)) ont trouvé une association forte entre la survenue de l'asthme et plusieurs gènes. Nous citerons le locus du gène orosomucoïde 3 (ORMDL3)/gasdermine B (GSDMB) sur le chromosome 17q21, le locus de susceptibilité à la lymphopoïétine stromale thymique (TSLP) localisé sur le chromosome 5q22.1, le locus IL13-RAD50-IL4 localisé au chromosome 5q31, les gènes IL33 et ST2 (IL1R1=récepteurs de IL-1), les variants du gène HLA type II (complexe majeur d'histocompatibilité) etc…

Dans l'asthme tout comme dans beaucoup de maladies multifactorielles de nombreux gènes agissent souvent ensemble pour produire un phénotype particulier. D'autres gènes peuvent modifier la gravité de l'asthme et d'autres agissent sur la réponse la réponse aux traitements.

Point essentiel

Les facteurs génétiques seuls ne suffisent pas pour déterminer si une personne va développer ou non de l'asthme.

FACTEURS NON GÉNÉTIQUES

Les facteurs génétiques agissent en association avec d'autres facteurs notamment environnementaux et épigénétiques.

FACTEURS ENVIRONNEMENTAUX [36] [37]

Pollution

L'exposition précoce à la pollution d'air intérieur et ou extérieur augmente le risque de survenue de maladies respiratoires en particulier de l'asthme chez l'enfant.

Infections respiratoires

Les virus en particulier le virus respiratoire syncytial (VRS) et le rhinovirus sont des facteurs prédictifs de risque de survenue de l'asthme chez l'adolescent et le jeune adulte, sans cause à effet.

Allergènes

Les allergènes respiratoires contenus dans les poussières de maison (acariens, poils des animaux, cafards, les moisissures et les champignons) jouent un rôle majeur dans le développement de l'asthme et de la respiration sifflante récurrente chez les enfants. L'asthme allergique est la forme la plus fréquente de l'asthme chez l'enfant et souvent associé d'autres multimorbidités atopiques.

Tabagisme (passif et actif)

Le tabac dans toutes ses formes (cigarette, vapotage, cigarette électronique, chicha etc…) augmente le risque d'apparition de maladies respiratoires : asthme, les infections respiratoires, les bronchites, les sifflements et la dyspnée. Le tabagisme passif favorise le risque de développement de l'asthme chez l'enfant.

Inhalations toxiques

Les inhalations accidentelles (incendies, produits de nettoyage, déversements industriels) et l'exposition aux pesticides organophosphorés sont associées à un risque d'asthme à l'âge adulte, de même que les inhalations professionnelles.

Dysbiose

La « théorie hygiéniste » a progressivement évolué vers une « hypothèse du microbiote » ou plutôt vers une « hypothèse de dysbiose ». La dysbiose favorisée par le mode de vie occidental provoque des perturbations du système immunitaire aboutissant à perte de tolérance et à l'apparition des maladies atopiques.

FACTEURS MATERNELS (LIES A LA MERE)

Elles agissent particulièrement en période anténatale et prénatale et favorisent la survenue d'asthme chez l'enfant. Dans la littérature médicale les principaux facteurs maternels mis en exergue sont :

- **un âge de la mère à l'accouchement inférieur à 30 ans** est associé à un risque plus élevé de survenue d'asthme chez l'enfant),
- **un régime alimentation de la mère** pendant la grossesse pauvre en vitamine D ou riche en acide gras polyinsaturés et/ou riche en sucre est associé au risque de survenue d'asthme dans l'enfance.
- **un asthme maternel**, non équilibré pendant la grossesse, expose au risque chez l'enfant.
- **une exposition environnementale maternelle** aux polluants et ou à la fumée (tabac, encens) pendant la grossesse.

- **Certains médicaments** pris pendant la grossesse par la mère favorisent la survenue de l'asthme.
- **une prééclampsie** (maladie de la grossesse survenant chez la femme enceinte caractérisée par une hypertension des œdèmes et perte de protéine dans les urines) augmente le risque de survenue d'asthme chez l'enfant.

FACTEURS INTRINSEQUES

Tout comme les facteurs maternels, certains facteurs inhérents au fœtus agissent en période pré ou anténatale et/ou l'enfance ou à l'adolescence sur la survenue de l'asthme dans l'enfance. Il s'agit de la prématurité et/ou le faible poids de naissance, la naissance par césarienne, le sexe (prédomine chez le sexe masculin en période pré-pubertaire), la sensibilité aux allergènes, obésité (asthme non allergique) et la puberté précoce chez les filles. L'allaitement maternel est un facteur protecteur de survenue d'asthme et des maladies allergiques en général.

ÉPIGÉNETIQUE [34] [33] [35]

L'épigénétique est l'étude des changements dans l'activité des gènes. C'est l'un des mécanismes par lesquels l'environnement interagit avec le génome pour provoquer des changements dans l'expression des gènes. Elles ne constituent pas des mutations génétiques. Car les modifications notées ne concernent pas les séquences d'ADN du génome. Il s'agit de modification chimique de l'ADN qui activent et désactivent certaines parties du génome aboutissant à une modification de l'expression génique du gène. L'expression des gènes peut être modulée par les facteurs environnementaux (tabagisme, pollution, alimentation etc...) et transmise entre générations. Les changements épigénétiques sont toutefois réversibles. L'interaction gènes-environnement est impliquée dans de nombreuses maladies comme l'asthme, le diabète et l'obésité.

AU-DELA DE L'ENVIRONNEMENT

L'exposition environnementale ne suffit pas à elle seule pour « faire » un asthmatique. L'inflammation bronchique aboutissant aux symptômes de l'asthme ne survient pas chez toutes les personnes exposées aux mêmes conditions environnementales. Cela suggère une implication des facteurs non environnementaux en particulier génétiques et épigénétiques.

Nous pouvons clairement affirmer : « N'est pas asthmatique qui le veut !». La prédisposition génétique y joue un rôle non négligeable dans le développement du processus inflammation bronchique.

Messages clés à retenir du chapitre

- La cause exacte de l'asthme n'est pas précisée.
- Il résulte d'interactions complexes à l'échelle cellulaire de facteurs génétiques (prédisposition génétiques), épigénétique et des facteurs environnementaux : maladie multifactorielle.
- De nombreux gènes sont impliqués dans la survenue de l'asthme mais cette hérédité n'est pas monogénique.

CHAPITRE V

MÉCANISMES PHYSIOPATHOLOGIQUES DE L'ASTHME

La compréhension des mécanismes physiopathologiques de l'asthme s'est affinée. L'inflammation bronchique, l'hyperréactivité bronchique le remodelage des voies aériennes expliquent l'obstruction bronchique variable responsable des symptômes de l'asthme. Ces notions éclairent également les approches thérapeutiques modernes, notamment les biothérapies [38] [39] [40].

MECANISMES PHYSIOPATHOLOGIQUES

INFLAMMATION BRONCHIQUE

L'inflammation bronchique est au cœur de la physiopathologie de l'asthme et sous-tend les anomalies fonctionnelles observées dans la maladie.

Preuves de l'existence de l'inflammation bronchique dans l'asthme

Plusieurs observations démontrent l'existence d'une inflammation dans les bronches chez les patients souffrant d'asthme [41].

- L'étude histologique des bronches chez des patients décédés d'asthme montre la présence d'une inflammation importante des parois de leurs bronches avec : réduction de la lumière bronchique, excès de mucus, infiltration cellulaire de la muqueuse et des vaisseaux sanguins, œdème des parois bronchiques, contracture des muscles lisses bronchiques, Ces anomalies sont absentes chez les patients non asthmatiques [42].

- L'analyse des liquides de lavage broncho-alvéolaire (LBA) et des biopsies bronchiques obtenues après une bronchoscopie révèle une présence accrue de cellules inflammatoires [43].

- Les études comparatives de coupes transversales des bronches de patients asthmatiques et non asthmatiques retrouvent une réduction importante du calibre des bronches, une présence de mucus et une contraction des muscles lisses bronchiques (Figure 3).

Toutes ces observations prouvent que l'inflammation bronchique est impliquée dans la physiopathologie de l'asthme.

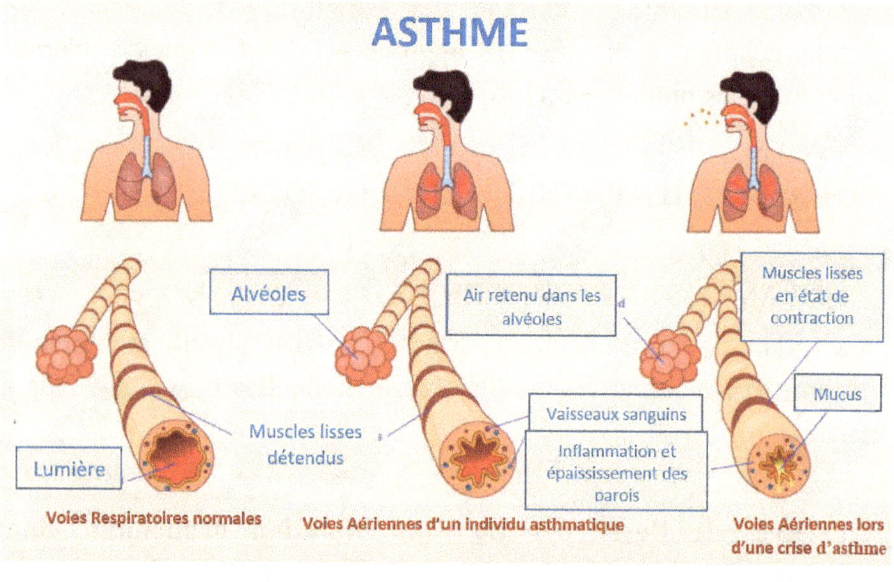

Figure 3 : *[44]***Comparaison de coupe transversale bronche d'individus asthmatiques et non asthmatique.**

Composition de l'inflammation bronchique

Toute inflammation tissulaire implique nécessairement des cellules effectrices et des médiateurs de l'inflammation [41] [40].

- **Les cellules inflammatoires :** Les principales cellules inflammatoires sont connues depuis de longues années. Ce sont avant tout les éosinophiles, les mastocytes, les neutrophiles et les lymphocytes axillaires appelés T helper (Th0, Th1, Th2) [45] [46].

- **Les médiateurs de l'inflammation :** Ces cellules effectrices communiquent grâce à des médiateurs : les cytokines et les chimiokines. Leur nature est variable selon le profil inflammatoire Th2 ou non Th2. Les cytokines Il-5, IL-4 et IL-13 sont principalement retrouvés dans les profils dite Th2 [47] .

- **Les nouveaux acteurs :** Les cellules innées lymphoïdes (ILC), les lymphocytes Th9, lymphocytes Th17 et les protéines G monomériques constituent les nouveaux acteurs découverts dans la physiopathologie de l'asthme. Elles sont représentées dans la figure ci-dessous **(Figure 4).** Cette compréhension nouvelle a permis de mettre en place des stratégies thérapeutiques ciblées : la biothérapie [48] [49] [50] [51].

Le profil inflammatoire varie en fonction du mécanisme physiopathologique en cause (c'est dire de l'endotype) aboutissant à une expression clinique particulière (c'est-à-dire le phénotype).

HYPERREACTIVITE BRONCHIQUE

A côté de l'inflammation bronchique, l'hyperréactivité bronchique et le remodelage bronchique jouent un rôle non négligeable dans la physiopathologie de l'asthme. L'hyperréactivité bronchique (HRB) est la réponse exagérée des bronches à divers agonistes (stimuli) physiques, chimiques ou pharmacologiques [47] [40]. Les bronches des patients asthmatiques sont très sensibles et réagissent à de nombreux stimuli particulièrement au changement climatique, aux infections virales etc…

Cette hypersensibilité bronchique a tendance à persister même lorsque l'asthme est bien contrôlé, d'où l'importance des mesures d'éviction environnementale (poussière, pollution, variations thermiques et viroses).

REMODELAGE BRONCHIQUE

L'inflammation des bronches joue un rôle important dans la survenue du remodelage par les dommages bronchiques causés par la libération de facteurs toxiques, les cellules inflammatoires et la synthèse de facteurs chimiotactiques [52] [40]. Le remodelage des bronches se traduit par des modifications importantes de la structure des parois des bronches, c'est-à-dire une abrasion l'épithélium bronchique lui-même, de sa membrane basale, une hypertrophie/hyperplasie du muscle lisse et altération du cartilage bronchique etc... Le remodelage entretient l'obstruction bronchique, l'hyperréactivité et l'inflammation, formant un cercle vicieux.

ASTHME : S'AGIT-IL UN DYSFONCTIONNEMENT DE L'ÉPITHELIUM RESPIRATOIRE ?

Nous avons décrit plus haut que l'épithélium respiratoire assure un rôle de barrière de protection physique des voies respiratoires. Il subit des agressions permanentes et constantes des facteurs tels que les allergènes, les polluants, les microbes, le stress oxydatif etc… Cela aboutit à l'apparition d'une inflammation des bronches. Cette inflammation bronchique peut être considérée comme une conséquence directe d'un dysfonctionnent de l'épithélium bronchique lui-même [53]. Comme nous le voyons sur la figure ci-dessous [53]. L'analyse des niveaux d'expression géniques des cellules épithéliales bronchiques provenant des échantillons de liquide de lavage broncho-alvéolaire distinguent deux profils immunologiques :

- des patients asthmatiques avec un profil inflammatoire dit « Th2 » éosinophilique (plus fréquent),
- et des patients asthmatiques avec un profil non Th2 en général neutrophilique avec inflammation via les IL17) [46].

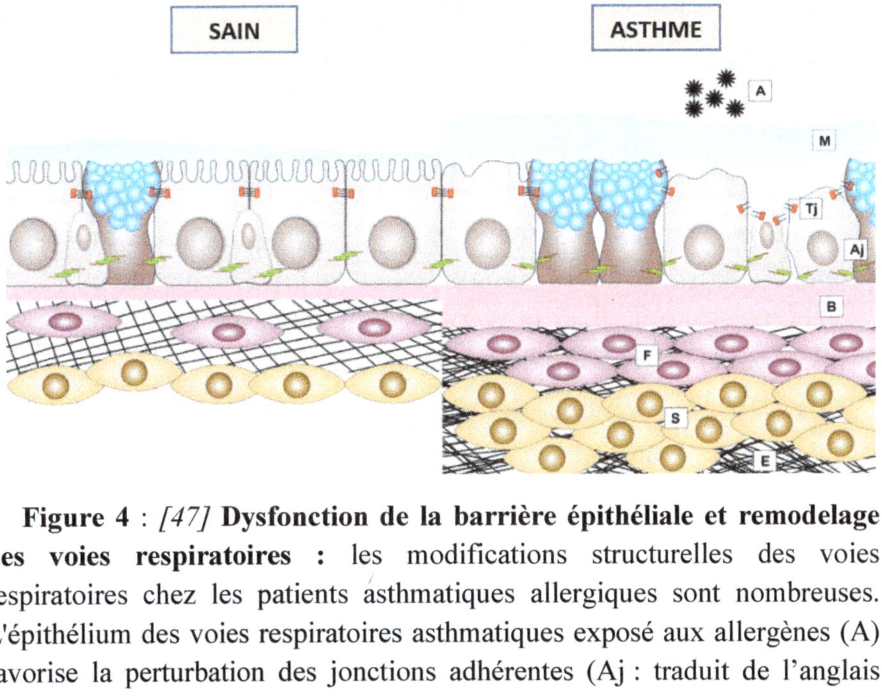

Figure 4 : *[47]* **Dysfonction de la barrière épithéliale et remodelage des voies respiratoires :** les modifications structurelles des voies respiratoires chez les patients asthmatiques allergiques sont nombreuses. L'épithélium des voies respiratoires asthmatiques exposé aux allergènes (A) favorise la perturbation des jonctions adhérentes (Aj : traduit de l'anglais *adherence junction*) et des jonctions serrées (Tj : traduit de l'anglais *Tight junctions*), ce qui s'accompagne de la perte de cellules ciliées, d'une hypersécrétion de mucus (M), de l'épaississement de la membrane basale (B), de fibrose sous-épithéliale (F), d'une augmentation de la masse musculaire lisse (S : en anglais *smooth muscle*) et d'un dépôt excessif de matrice extracellulaire (E).

COMPRENDRE LES NOTIONS D'ENDOTYPE ET PHÉNOTYPE

L'asthme n'est pas une entité unique, mais un syndrome hétérogène qui désigne plusieurs maladies ayant des voies (ou mécanismes) distincts et des présentations cliniques variables [54]. L'asthme comme d'ailleurs la plupart des maladies non-transmissibles est *une maladie* à *facette multiple».* Cette grande diversité clinique permet d'entrevoir différentes formes clinico-biologiques, évolutives et de réponse thérapeutique. On parle alors de phénotype et d'endotype [55]. N'est-ce pas, à chacun son asthme !.

PHENOTYPE ET ENDOTYPES

Phénotype

Il est l'expression clinique et biologique d'une forme particulière d'une maladie. Le phénotype fait appel à un sous-groupe d'individus ayant les mêmes caractéristiques cliniques et/ ou biologiques : même mode de début, plus ou moins la même sévérité clinique, même évolution clinique, et même réponse thérapeutique. Ce phénotype est variable d'un individu à un autre, parfois même au sein d'une même famille voire des jumeaux.

Sur le plan pratique, le phénotypage de l'asthme consiste à rechercher les marqueurs biologiques de l'asthme. Il n'est pas réalisé dans la routine. Il est réservé surtout dans les formes dites d'asthme sévère ou difficile à traiter pour décider de l'attitude thérapeutique après une réunion de concertation pluridisciplinaire (RCP). L'asthme sévère est rare et il n'est pas l'objectif de cet ouvrage.

Endotype

Il faut noter que chaque phénotype clinico-biologique (forme clinico-biologique) est la résultante d'un mécanisme physiopathologique. On parle alors d'endotype, c'est-à-dire l'ensemble des mécanismes physiques, cellulaires et biochimiques aboutissant à un phénotype. Les avancées dans le domaine de l'immunohistochimie ont permis de découvrir de nombreux endotypes et phénotypes de l'asthme. Parfois certains mécanismes peuvent être intriqués ou enchevêtrés.

PROFILS INFLAMMATOIRES DANS L'ASTHME

Les deux profils inflammatoires principalement :

- **les profils inflammatoires éosinophiliques dits « TH2 »** : On y retrouve :
    - o L'inflammation éosinophilique allergique TH2 : c'est l'endotype le plus fréquent chez l'enfant. L'exposition aux allergènes joue un rôle majeur dans sa survenue.
    - o et l'inflammation éosinophilique non allergique TH2, souvent déclenchée par les polluants et les virales.
- **les profils inflammatoires « non TH2 »** : sont rares chez l'enfant et associées à l'asthme sévère. Il peut s'agir de :
    - o inflammation dit neutrophilique dans lequel, es polluants, le stress oxydatif et les microbes jouent un rôle majeur.
    - o inflammation paucigranulocytique, inflammation mixte etc.

> Une meilleure connaissance des endotypes particulièrement dans l'asthme grave permet un traitement ciblé par biothérapie surtout en cas d'asthme sévère [54]. L'ambition de cet ouvrage se limite à définir l'asthme sévère (chapitre classification de l'asthme) qui requiert une démarche diagnostique rigoureuse.

MECANISMES DE L'ASTHME EOSINOPHILIQUE [56]

ASTHME EOSINOPHILIQUE ALLERGIQUE [57]

L'asthme allergique est la forme précoce de l'asthme qui débute pendant l'enfance. Il est très souvent associé à d'autres morbidités atopiques telles que la dermatite atopique, la rhinite allergique et les allergies alimentaires. C'est la forme la plus fréquent chez l'enfant. Les lymphocytes auxiliaires type 2 (TH2) jouent un rôle central, d'où l'appellation profil inflammatoire TH2. Les allergènes respiratoires (acariens, moisissures) sont les principaux facteurs impliqués dans la survenue de la sensibilisation allergique.

-**Allergène :** c'est un antigène, c'est-à-dire une substance de nature protéique d'origine animale ou végétale causant une réaction allergique.

- **Aéro-allergènes** (ou pneumo-allergènes) : ce sont les allergènes contenus dans l'air comme les poussières de maison (acariens, moisissures), les pollens (graminées, herbacés, arboracés) et les phanères d'animaux (chien, chat, cheval etc…). Leurs inhalations provoquent des réactions allergiques (rhinite, crise d'asthme, sinusite etc…).

-**Allergie :** c'est une hypersensibilité médiée par des mécanismes immunologiques spécifiques d'un allergène.

La sensibilisation allergique se fait en plusieurs étapes. Chez des personnes génétiquement prédisposées, l'inhalation d'aéro-allergènes active les cellules présentatrices d'antigène (CPA) situées dans la muqueuse respiratoire. Ce sont les cellules dendritiques en générale. Une fois activées, ces cellules migrent vers le tissu lymphoïde (situé dans la sous-muqueuse) et présentent l'antigène aux lymphocytes dits naïfs (Th0). Cette liaison entraine leur différenciation en cellules lymphocytes de type 2 (TH2) ; qui vont par la suite produire des cytokines pro-inflammatoires telles que l'interleukine-4 (IL-4), l'IL-5, l'IL-9 et l'IL-13. L'interleukine 4 (IL-4) stimule la production de l'immunoglobuline E (IgE) par les lymphocytes B, qui va se fixer sur les mastocytes. L'interleukine 5 (IL-5) stimule la production d'éosinophiles (perpétue l'éosinophilie des voies respiratoires) et une hypersécrétion bronchique. L'interleukine (IL-13) est également impliquée dans la production des lymphocytes B, l'hypersécrétion bronchique et la modification de la structure des voies respiratoires. L'IL-9 a un rôle important dans la différenciation et la prolifération des mastocytes.

ASTHME EOSINOPHILIQUE NON ALLERGIQUE

L'asthme éosinophilique non allergique également appelé asthme intrinsèque ou non atopique. Il est caractérisé par la négativité des tests cutanés allergiques et l'absence d'IgE sériques spécifiques pour des aéro-allergènes. Les polluants atmosphériques, les microbes (virus+++) et les glycopeptides inhalés sont impliqués dans la survenue de l'asthme intrinsèque.

Une fois inhalés par des personnes génétiquement prédisposées, ces facteurs induisent la libération, par les cellules épithéliales, d'allarmines (IL-33, IL-25, TSLP). Ces derniers vont activer spécifiquement les cellules lymphoïdes résidentes innées du groupe 2 (en anglais Group 2 innate lymphoid *cells* (*ILC2*) situées dans la sous-muqueuse. Les ILC2 activés vont produire de grandes quantités de cytokines : IL-5, IL-13, IL-9 entre autres. IL-5 favorise l'éosinophilie dans les voies respiratoires. L'Il-13 est impliquée dans l'hypersécrétion muqueuse et l'obstruction des voies respiratoires. Une production de leucotriènes (LTB4) facteur chémotastique des neutrophiles via le récepteur du LTB1.

Nous citerons deux exemples typiques d'asthme éosinophilique non allergique » :

- L'asthme viro-induit du nourrisson qui est associé aux virus en particulier le virus respiratoire syncitial (VRS) et a tendance à évoluer favorablement vers l'âge de 5 – 6 ans.
- L'asthme intrinsèque à début tardif dans lequel l'âge moyen de survenue de la première crise est au tour de 16 ans ». Il est souvent associé à des sinusites chroniques et aux polyposes naso-sinusiennes et a tendance à persister à l'âge adulte.

APPLICATIONS THÉRAPEUTIQUES

La pierre angulaire du traitement classique de l'asthme repose sur les corticostéroïdes inhalés (appelés communément pompes ou aérosols doseurs), les anti-leucotriènes, les bèta-2 à longue durée d'action. La caractérisation endotypique des phénotypes a permis de mettre au point des traitements innovants de l'asthme sévère grâce aux biothérapies. Les biothérapies ont une action plus ciblée que les médicaments traditionnels. Il s'agit en général d'anticorps monoclonaux : Omalizumab : (anti-IgE), Dupilumab (anti-récepteurs IL4 et IL13), Mépolizumab (anti-IL5) et le Tezeplumab (anti-TSLP). Ces biothérapies s'ajoutent aux approches conventionnelles et s'adressent à des profils sélectionnés : asthme sévère. Le coût excessif des biothérapies limite leur utilisation dans notre contexte.

Messages clés à retenir du chapitre

- La physiopathologie de l'asthme résulte d'interactions complexes entre l'Hôte-Environnement qui se produisent dans le temps et à différentes échelles spatiales : des gènes aux cellules, des tissus aux organes.
- L'inflammation bronchique est au cœur de la physiopathologie de l'asthme. Les corticostéroïdes inhalés « les pompes » permettent d'agir directement sur cette inflammation.
- L'asthme allergique est plus fréquent chez l'enfant. Il débute précocement et est souvent associé à d'autres multimorbidités atopiques.

PARTIE 3

ASPECTS DIAGNOSTIQUES DE L'ASTHME

CHAPITRE VI

MANIFESTATIONS CLINIQUES DE L'ASTHME

L'asthme est une maladie chronique caractérisée par des périodes de manifestations aigues et des périodes d'accalmie de durées plus ou moins variables. Nous distinguerons successivement les manifestations aigues de l'asthme chez l'enfant d'âge préscolaire celles de l'enfant d'âge scolaire.

ASTHME CHEZ L'ENFANT D'AGE PRESCOLAIRE

QUAND DEBUTE L'ASTHME ?

L'asthme est une maladie très hétérogène et peut apparaitre à n'importe quel âge de la vie. Autrement dit, il n'y a pas d'âge exact d'apparition de l'asthme. Très souvent les manifestations aigues de l'asthme débutent pendant la petite enfance, plus exactement à l'âge préscolaire. Les facteurs comme la survenue des infections virales à répétition, la sensibilisation allergénique précoce et les expositions environnementales (tabagisme, encens etc...) y jouent un rôle déterminant [58] [59]. Il existe même des cas d'asthme dont les manifestations cliniques commencent très précocement avant même l'âge de 6 mois parfois.

A côté des formes d'asthme d'apparition précoce, d'autres formes débutent pendant la grande enfance voire à l'adolescence ou encore parfois plus tard à l'âge adulte.

Dans une série de 200 cas d'asthme pédiatrique, suivis dans notre centre à l'Hôpital d'Enfants Albert Royer de Dakar, nous avons noté que dans 78,5% des cas les symptômes d'asthme sont apparus pendant la petite enfance, dont près de 20% avant l'âge de 6 mois [60].

Début des symptômes	Fréquence absolue N= 200	Fréquence relative (%)
Avant 6 mois	39	19,5
6 mois à 2 ans	64	32,0
2 à 5 ans	54	27,0
Plus de 5 ans	43	21,5

Tableau I : Répartition des enfants selon le début des symptômes *[60].*

INTERROGATOIRE

> Le diagnostic de l'asthme de l'enfant d'âge préscolaire est clinique. L'interrogatoire (parents et/ou du tuteur) est une étape fondamentale dans la démarche diagnostique.

Quand dois-je penser que mon enfant souffre d'asthme ?

Chez l'enfant d'âge préscolaire, c'est-à-dire âgé de moins de 5 ans, la possibilité d'asthme est suspectée devant les circonstances suivantes :

➢ **Devant des épisodes de toux** (au moins 2 à 3 épisodes) : La toux est quinteuse (toux répétées) à prédominance nocturne. Elle perturbe le sommeil de l'enfant entrainant un réveil des parents. Ce que j'appelle des « nuit blanche à répétition ! » et des consultations fréquentes la nuit dans des structures sanitaires. La toux s'accompagne régulièrement de respiration sifflante, de difficultés respiratoires (tirage), d'encombrements respiratoires (poitrine chargée) et/ou de vomissements glaireux. Cette toux survient particulièrement lors des rhumes, du changement de climat, parfois des pleurs et ou/ activités physique (jeux, courses etc…). La toux peut durer plus de 7 à 10 jours (entrecoupée de périodes d'accalmie plus ou moins longues).

- **Devant des épisodes de rhume (2 à 3 épisodes)** : Ils sont accompagnés de toux quinteuse, d'encombrement respiratoire « poitrine chargée » et/ou de difficultés respiratoires, parfois de sifflement, empêchant l'enfant de dormir souvent « nuit blanche » à répétition. Entre les épisodes de rhume, l'enfant ne présente aucun symptôme (périodes d'accalmies). Ces épisodes de rhume peuvent durer habituellement plus de 7 à 10 jours.

- **Devant des épisodes de difficultés respiratoires et/ou de respiration sifflante (2 à 3 épisodes) :** Elles sont concomitantes des épisodes de rhume de changement de climat, d'exposition environnementale (à la fumée, aux fortes odeurs). Pendant ces périodes, l'enfant a une respiration rapide avec un soulèvement marqué de la poitrine (signes de lutte) et un encombrement bronchique (« poitrine chargée »). Entre les épisodes l'enfant redevient calme sans aucun symptôme.

- **Devant une crise d'asthme aigue :** [61] La crise d'asthme aigue pathognomonique sera décrite chez le grand enfant. Retenons que chez le nourrisson la crise d'asthme prend habituellement le caractère d'une bronchiolite aigue virale : débute par une rhinite ou rhinopharyngite d'allure banale qui précède 2 à 3 jours, l'apparition d'une toux sèche, quinteuse, avec polypnée, signes de lutte et wheezing (sifflements audibles à distance). L'évolution de la crise d'asthme se fait en cas de traitement vers la régression progressive des symptômes en quelques jours. La crise d'asthme peut s'aggraver progressivement ou d'emblée donnant un tableau d'asthme aigu grave (se référer aux critères d'asthme aigu grave).

- **En cas d'asthme aigu grave :** Lorsque la crise d'asthme est sévère et met en jeu le pronostic vital, c'est l'asthme aigue grave (se référer aux critères de gravité de la crise d'asthme).

Toutes ces manifestations cliniques sont non spécifiques de l'asthme. Elles peuvent être retrouvées dans d'autres affections notamment infectieuses (bronchiolite aigue virale, pneumonies etc...), malformatives (cardio-vasculaires ou broncho-pulmonaires) ou constitutionnelles. Il est nécessaire d'adopter une démarche diagnostique rigoureuse.

CIRCONSTANCES DE SURVENUE ET/OU FACTEURS DECLENCHANTS [58,59]

Ces manifestations cliniques sont d'autant évocatrices de l'asthme lorsqu'elles surviennent et/ou sont accentuées pendant :

- **Les épisodes de rhume (infections virales)** : certains parents racontent « à chaque fois que mon enfant est enrhumé, c'est très difficile, il respire mal ».
- **Les périodes de changements de climat :** vagues de poussières, début de l'hivernage ou période de fraicheur.
- **L'exposition environnementales** à la fumée (tabac, encens), aux fortes odeurs (peinture), pollution (poussières).
- **Lors d'efforts physiques** : mon enfant s'essouffle vite quand il joue beaucoup ou monte les escaliers » : « mon enfant siffle » ou « cherche son souffle » quand il court beaucoup,
- **Les « périodes d'excitation » ou « d'émotion »** : lors des « pleurs beaucoup », d'évènement ou les périodes des fêtes ou d'activités.

Quelques petites anecdotes sur l'asthme

Les symptômes d'asthme réapparaissent ou surviennent pendant les périodes de rentrée/début de crèche/garderie, les débuts de la « rentrée ou ouverture scolaire ». Dans un langage abusé, je me permets de dire aux parents c'est le « challenge de l'asthme du nourrisson » « test indirect de l'asthme ». Ce n'est pas une raison suffisante pour le sortir de l'école ou de la crèche, au contraire faut juste prendre vos pompes.

Parfois, ou simple coïncidence je dis aux parents par abus de l'engage : l'asthme survient surtout « les nuits quand tout le monde dort, l'asthme vous réveille : nuits blanches », « les week-ends et/ou les jours fériés, pendant « les grands évènements ou les fêtes ou quand on a un programme familial. Une façon simple de leur dire de prendre les pompes pour éviter tout cela.

CIRCONSTANCES QUI SOULAGENT LES SYMPTOMES DE L'ASTHME

Les symptômes d'asthme peuvent se calmer spontanément et/ou dans certaines circonstances :

- La prise de certains médicaments soulage les symptômes : « mon enfant s'est beaucoup soulagé depuis qu'il prend les pompes ou les corticoïdes oraux ».
- Le changement d'environnement : les parents disent qu'il n'a plus de crise d'asthme pendant les « vacances scolaires » ou « depuis que la crèche est fermée ». Cela coïncide certainement avec les périodes où l'enfant est moins exposé aux virus respiratoires ou à l'environnement poussiéreux.

Histoire familiale et personnelle

L'interrogatoire recherche dans les antécédents familiaux d'asthme ou d'autres comorbidités atopiques (eczéma atopique, rhinite allergique, allergie alimentaire). Leur présence est un argument supplémentaire de forte présomption d'asthme. Leur absence n'exclut pas le diagnostic d'asthme. La présence de comorbidités atopiques personnel est un argument de forte présomption d'asthme. Néanmoins dans notre contexte, il faut toujours s'assurer d'une absence de contage tuberculeux dans l'entourage et du bon développement de la croissance staturale et pondérale.

> Les critères de probabilité diagnostiques de l'asthme d'âge préscolaire (*Probability of asthma diagnosis of children definition*) peuvent aider à orienter le diagnostic d'asthme à cet âge (se référer au chapitre I sur la définition de l'asthme de l'enfant d'âge préscolaire).

EXAMEN PHYSIQUE DE L'ENFANT

Enfant en dehors des manifestations aigues

Les parents consultent très souvent pendant les périodes dites « silencieuses ». Et l'examen de l'appareil respiratoire est très souvent normal dans la plupart des cas. C'est-à-dire que l'enfant respire normalement, ne siffle pas souvent. Quelque fois, l'examinateur peut percevoir des râles bronchiques ou de fins râles sibilants à l'auscultation des champs pulmonaires.

Enfant consulté au moment de la crise

L'examen de l'appareil respiratoire peut noter des signes d'obstruction bronchique. A l'inspection (bien regarder calmement l'enfant assis), l'examinateur retrouve une légère distension du thorax, une polypnée, c'est-à-dire une respiration rapide et des signes de lutte (tirage intercostal ou sous costal). A la palpation, les vibrations vocales sont bien perçues par les mains de l'examinateur sont posées sur le thorax. Un bruit d'encombrement comme « une poitrine chargée » est perçu lorsque l'enfant tousse ou vocalise. A l'auscultation pulmonaire, le stéthoscope note la présence de râles sibilants bilatéraux aux deux champs pulmonaires. Ce sont des bruits aigus sous forme de sifflements parfois audibles à distance et des râles bronchiques (traduisant l'hypersécrétion bronchique).

Erreur à ne pas commettre

L'absence de râles sibilants à l'auscultation des champs pulmonaires ne signifie pas absence d'asthme. Car l'auscultation de l'enfant est parfois très difficile quand il pleure.

Tout enfant asthmatique doit bénéficier d'un examen clinique complet avec recherche de signes de gravité de la crise d'asthme.

ASTHME CHEZ LE GRAND ENFANT ET L'ADOLESCENT

Le diagnostic de l'asthme est plus aisé chez le grand-enfant et l'adolescent. En effet, les signes cliniques sont classiques plus typiques à ces âges par rapport aux nourrissons. Les tests d'Explorations Fonctionnelles Respiratoires (EFR), s'ils sont disponibles et effectués correctement, peuvent aider à confirmer le diagnostic.

La crise d'asthme aigue est l'une des urgences pédiatriques les plus fréquentes une situation très fréquente chez l'enfant [62]. C'est le mode d'expression pathognomonique de l'asthme.

CRISE D'ASTHME AIGUE A DYSPNEE PAROXYSTIQUE DU GRAND ENFANT (NON COMPLIQUEE)

Phase de début

Dans sa forme typique, la crise d'asthme débute brutalement habituellement la nuit ou au petit matin, parfois après exposition à un facteur déclenchant (allergène, pollution, fumée, forte odeur). Elle est précédée de prodromes à type d'éternuements, d'écoulement nasal et/ou d'anxiété ou agitation.

> Les prodromes sont des signes annonciateurs d'un événement (crise). Elles permettent aux parents de prévoir la crise qui commence en pleine nuit. On dit que l'enfant « médite sa crise d'asthme ».

Phase d'état (pendant la crise d'asthme)

L'enfant ou l'adolescent se plaint d'une dyspnée, c'est-à-dire une gêne respiratoire (difficultés respiratoires), bruyante et rapidement progressive, d'une sensation d'oppression thoracique, de serrement de la poitrine, qui réveille brutalement l'enfant en pleine nuit et de douleurs à la base du thorax, La toux est quinteuse, sèche (au début), spasmodique et épuisante.

Le patient est examiné en présence des parents ou accompagnant. L'examinateur se lave et se désinfecte et se réchauffe préalablement les mains. Patient est dévêtu jusqu'à la ceinture pelvienne, mettre le patient à l'aise (respecter pudeur).

L'examen général retrouve un enfant « réveillé » adoptant une attitude typique, c'est-à-dire l'enfant est assis dans son lit, angoissé, abattu et cherchant son souffle la tête entre les épaules. L'examinateur, va également : apprécier l'état de conscience et d'hydratation qui est normal. Il faut évaluer systématiquement la saturation pulsée en oxygène (SpO2), la fréquence respiratoire, la fréquence cardiaque, la tension artérielle (TA), le poids et la taille.

L'examen de l'appareil respiratoire objective à l'inspection (coup d'œil) un ralentissement de la respiration (bradypnée expiratoire) avec un allongement du temps expiratoire (on parle de freinage expiratoire). Le thorax de l'enfant est un peu distendu. Les signes de lutte sont présents (tirage sous ou costal et ou intercostal, battement ailes du nez etc…) témoignant d'une participation des muscles respiratoires accessoires à l'effort respiratoire.

Remarque importante

Chez le nourrisson et les petits enfants pendant la crise d'asthme, la respiration est plutôt rapide : on parle de polypnée. Donc le contraire lente « bradypnée » retrouvée chez l'adolescent et le grand enfant et même chez l'adulte.

L'auscultation des champs pulmonaires avec le stéthoscope révèle la présence de fins râles sibilants expiratoires : ce sont des bruits respiratoires de timbre aigu et plus ou moins prolongés ressemblant au « miaulement d'un chat ». Des râles bronchiques peuvent s'y associer aux râles sibilants diffus à l'ensemble des deux poumons réalisant le bruit classique « bruit de pigeonnier » caractéristique de l'obstruction bronchique. Lorsque les bruits respiratoires peuvent être audibles à distance : c'est le sifflement, en anglais *wheezing.*

Toutefois, on peut réaliser, la mesure du débit expiratoire de pointe (DEP) par un débitmètre de pointe : DEP < 80% des valeurs prédites, si disponible chez un enfant capable de le réaliser. Une radiographie du thorax n'est pas indispensable au diagnostic de la crise d'asthme. Tout patient asthmatique ou suspect d'asthme doit bénéficier à un moment quelconque de son suivi d'une radiographie du thorax.

Evaluation de la gravité de la crise d'asthme

La gravité de la crise d'asthme peut s'évaluer de différentes manières. Le *Pediatric Assessement Respiratory Measurement* (PRAM) est un score clinique d'évaluation de la sévérité d'une crise d'asthme chez l'enfant (1-17 ans). Il a été testé et validé par le Francine Ducharme [63]. Le score varie de 0 à 12 au maximum. Chez l'enfant de moins de 12 ans, le score PRAM inférieur à 4 traduit une crise non grave et un score PRAM supérieur à 4 est une crise d'asthme grave [64].

Tableau II *: le score Pediatric Assessement Respiratory Measurement (PRAM)* ***[59]***

Paramètres		**Score**
Tirage sus sternal	Absent	0
	Présent	1
Contraction des scalènes	Absente	0
	Présente	1
Murmure vésiculaire (entrée d'air)	Normal	0
	Diminué à la base	1
	Diminué à l'apex et à la base.	2
	Minimal ou absent	3
sibilances	Absentes	0
	Expiratoires seulement	1
	Inspiratoires (± expiratoires)	2
	Audibles sans stéthoscope ou absentes (murmure vésiculaire minimal ou absent)	3
Saturation en O_2	$\geq 95\%$	0
	92 – 94%	1
	$< 92\%$	2
Interprétation du score de PRAM (score 0-12 maximum)		
Score de 0 à 3	crise d'asthme légère	
Score de 4 à 7	crise d'asthme modérée	
Score de 8 à 12	crise d'asthme sévère	

Modalités évolutives

La crise d'asthme évolue favorablement après un traitement bien conduit par voie inhalée (aérosol, nébulisation) : une régression progressive de la gêne respiratoire et/ou de l'oppression thoracique; la toux sèche au début devient productive ramenant des expectorations épaisses blanchâtres mais le plus souvent jaunâtres en forme de grain de tapioca appelées expectorations perlés de Laennec (c'est la phase catarrhale de la crise d'asthme) ; l'enfant se sent mieux ; l'angoisse s'estompe et s'endort.

Spontanément (en absence de traitement), l'évolution de la crise d'asthme est imprévisible voire hasardeuse. Elle peut s'estomper spontanément (favorablement) ou bien la crise d'asthme peut se répéter plusieurs fois (2 à 3 fois la nuit ou des jours ou semaines) et menacer le pronostic vital (asthme aigu grave) ». Des complications peuvent également survenir d'emblée (c'est la crise d'asthme compliquée ou sévère) ou engager le pronostic vital (c'est l'AAG). L'évolution de la crise d'asthme est imprévisible surtout en l'absence de prise en charge adéquate.

Toute crise d'asthme doit être traitée adéquatement par voie inhalée, c'est-à-dire avec la nébulisation ou pompe avec chambre d'inhalation.

ASTHME AIGU GRAVE

L'asthme aigue grave de l'enfant est défini comme toute crise d'asthme responsable d'une insuffisance respiratoire aigüe qui ne répond pas à un traitement d'urgence bronchodilatateur correctement conduit et qui peut entrainer le décès de l'enfant [65] [66] [67]. C'est une véritable urgence vitale. Elle exige une reconnaissance et une prise en charge rapide et efficace.

La présence d'un et/ou plusieurs des critères de gravité suivants définit l'asthme aigu grave :

Critères de gravité d'une crise d'asthme [66] [68] [69]

Toute crise d'asthme associée à la présence d'un des éléments cliniques suivants est considérée comme crise d'asthme [62] sévère ou asthme aigu grave.

- **Les critères cliniques** sont : une agitation ou troubles de la conscience, une difficulté à parler ou à prononcer son nom « élocution monosyllabique», une dyspnée au repos, ou orthopnée (gêne respiratoire en position allongée), une augmentation importante de la fréquence respiratoire, un tirage extrême avec un balancement thoraco-abdominal paradoxal, des pauses respiratoires, des gasps, une hypersudation (transpiration abondante), un silence auscultatoire ou une abolition du murmure vésiculaire, des râles sibilants inspiratoires et expiratoires, un collapsus cardio-vasculaire avec hypotension ou un état de choc.

- **Critères paracliniques** ne doivent pas retarder ni le diagnostic et ni la prise en charge : un débit expiratoire de pointe (DEP) $< 50\%$ des valeurs prédites, une hypoxémie avec SpO2 <92 % à l'air ambiant. Les gaz du sang montrent une alcalose métabolique avec une hypoxémie ($SaO_2 \leq 92\%$), une hypocapnie et une hypercapnie. Une normocapnie ou une hypercapnie doit constituer un signe d'alarme dans une crise d'asthme.

- **Score de PRAM :** Une crise d'asthme avec un score PRAM $>$ 8 est considérée d'emblée comme un asthme aigu grave.

Expérience dakaroise [68]
89 cas d'asthme aigue grave admis entre janvier 2005 et décembre 2015 à l'Hôpital d'Enfant Albert Royer de Dakar : âge moyen des enfants 44,21 mois, sexe ratio 1,69. Les pics d'hospitalisations ont été enregistrés durant les mois de juillet et décembre. La létalité était d'un (01) cas.

EXACERBATION AIGUE D'ASTHME [70]

L'exacerbation aigue d'asthme est souvent favorisée par une interruption du traitement de fond de l'asthme, le stress, l'émotion, le changement de climat ou l'exposition à des allergènes. Sur le plan clinique, la persistance des symptômes va entrainer un essoufflement au moindre effort avec toux à répétition, une limitation dans les activités quotidiennes, et des réveils nocturnes fréquents malgré souvent une prise répétée de bronchodilatateurs.

TOUX SPASMODIQUE

La toux spasmodique (ou toux d'hyperréactivité bronchique) est un équivalent d'asthme très fréquent chez l'enfant asthmatique. Elle se traduit par des épisodes de toux quinteuse sèche, survenant souvent de nuit, pendant les rires, lors des émotions ou effort physique [71] [64]. Elle est parfois tenace perturbant le sommeil et réveillant les parents. L'examen physique est souvent normal. Une composante psychogène n'est pas à exclure en l'absence d'amélioration.

ASTHME INDUIT PAR L'EFFORT [64]

L'asthme induit par l'effort résulte d'une hyperventilation prolongée provoquant un refroidissement et une déshydratation de la muqueuse des voies respiratoires. Cela se manifeste par une gêne respiratoire sifflante avec accès de toux et oppression thoracique survenant dans les minutes qui suivent l'arrêt de l'effort et disparaissant spontanément en moins de 1 heure. Ces symptômes peuvent également apparaître au cours de l'effort.

TERMES A BANNIR

Certains termes génériques sont utilisés dans le langage médical pour faussement rassurer les malades : le faux asthme, la bronchite asthmatiforme ou toux asthmatiforme. C'est un abus de langage pour *faussement* rassurer les parents et entraîner une errance diagnostique. Médicalement parlant, la toux est un symptôme et non une maladie. Par ailleurs, un asthme n'est jamais <u>faux</u>. La bronchite et l'asthme sont des affections qui se manifestent par la toux.

Messages clés à retenir du chapitre

- L'asthme se manifeste par des symptômes respiratoires : toux, sifflements, difficultés respiratoires, et oppression thoracique.
- L'asthme comporte des périodes de manifestations aigues communément appelées crise d'asthme et ou exacerbation aigue d'asthme.
- L'asthme aigu grave est une entité de crise d'asthme qu'il faut rapidement reconnaitre (critères de gravité de la crise et score PRAM) et prendre en charge.

CHAPITRE VII

ASTHME : QUELLE PLACE POUR LES EXAMENS RADIOLOGIQUES ?

Ce chapitre met en lumière la place des examens radiologiques comme la radiographie du thorax, la radiographie du cavum et le scanner thoracique dans la démarche diagnostique de l'asthme.

RADIOGRAPHIE DU THORAX [10]

La radiographie du thorax est un examen radiologique simple qui fournit des informations sur l'état du parenchyme pulmonaire (poumons) et de la silhouette cardio-vasculaire (cœur et gros vaisseaux). Elle ne permet pas de confirmer, ni d'infirmer le diagnostic d'asthme de l'enfant.

Néanmoins, en cas de forte présomption clinique, une radiographie du thorax normale ou la présence d'un syndrome bronchique et/ou d'une hyperaération pulmonaire constituent des arguments supplémentaires en faveur d'un du diagnostic asthme. En revanche la présence d'anomalies parenchymateuses et/ou de la silhouette cardio-médiatisnale doit faire suspecter une possibilité d'un autre diagnostic.

Dans ma pratique quotidienne, j'ai l'habitude d'insister auprès des collègues et des étudiants, que la radiographie du thorax d'un patient asthmatique doit être normale.

Image 1 : Radiographies thoraciques de patients atteints d'asthme respectivement en haut celle d'un nourrisson de 6 mois (montrant un syndrome bronchique très marqué) et celle d'un garçon de 7 ans (montrant une hyperaération et un syndrome bronchique).

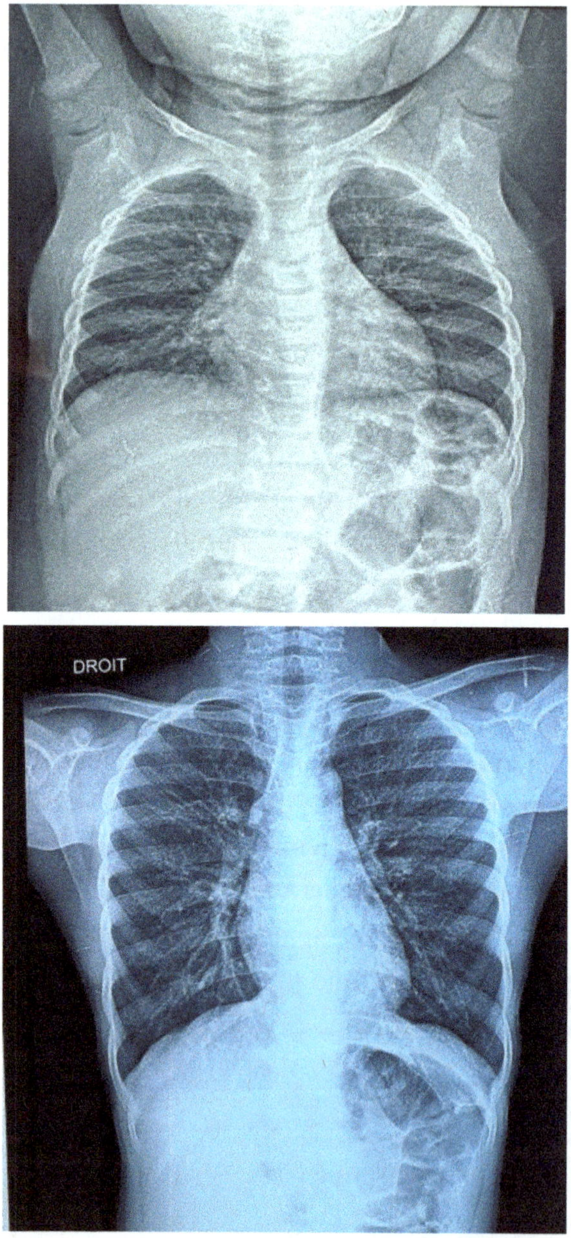

RADIOGRAPHIE DU CAVUM :

C'est un examen d'imagerie qui permet une vue des voies aériennes supérieures et des tissus mous du cou. Elle n'a pas sa place dans le diagnostic de l'asthme.

SCANNER THORACIQUE

Il n'est pas un examen de routine pour le diagnostic d'asthme [72]. Il est considéré comme un examen spécialisé au même titre que l'endoscopie bronchique, l'exploration immunitaire, la pH-métrie voire des biopsies bronchiques etc… Ces examens sont réalisés après avis spécialiste.

Messages clés à retenir du chapitre

- La radiographie de thorax de face est parfois nécessaire (si accessible) dans la démarche diagnostique de l'asthme de l'enfant particulièrement à l'âge préscolaire de moins de 5 ans.
- Une radiographie du thorax normale est un argument supplémentaire en faveur d'un asthme du nourrisson surtout en cas de forte présomption clinique.

CHAPITRE VIII

ASTHME : QUELLE PLACE POUR LES TESTS D'EXPLORATIONS FONCTIONNELLES RESPIRATOIRES ?

Les tests d'explorations fonctionnelles respiratoires (EFR) comprennent la spiromètrie, la mesure des résistances (oscillométrie, pléthysmographie, technique d'interruption), le test de bronchodilatation, le test de broncho-provocation etc… Ils sont réalisés dans un but diagnostique et/ou surveiller l'évolution d'une maladie respiratoire (asthme, BPCO etc….) ou pour quantifier une éventuelle atteinte respiratoire dans des pathologies diverses [73].

Dans le cadre de l'asthme, les EFR sont effectués généralement en dehors des périodes de crises d'asthme [61]. Le diagnostic de la crise d'asthme est clinique. Elles aident à confirmer le diagnostic d'asthme en montrant une obstruction bronchique réversible après le test de bronchodilatation. Toutefois un EFR normal n'exclut pas nécessairement le diagnostic de l'asthme.

TECHNIQUES D'EXPLORATIONS FONCTIONNELLES RESPIRATOIRES

SPIROMETRIE

La spiromètrie est le test de base de mesure de la fonction respiratoire en mesurant le souffle. Elle peut être réalisée en salle de consultation, au lit du patient ou au laboratoire. Elle est considérée comme l'étalon d'or des EFR. Toutefois une bonne coopération du patient est requise : à partir de 5 – 6 ans [74]. Le matériel comporte un spiromètre (appareil) bien calibré, un embout buccal et un pince nez.

L'opérateur (bien formé) demande au patient d'inspirer rapidement et profondément avec les lèvres étroitement scellées autour de l'embout buccal ; puis de souffler tout l'air des poumons à travers l'embout buccal le plus aussi vite que possible jusqu'à ce qu'il ne reste plus d'air pour expirer [75]. L'essai doit être répété (maximum 8 fois). Les critères de validation de la courbe débit-volume sont définis par les recommandations de l'ATS et l'ERS [76] [77].

La spiromètrie mesure les volumes mobilisables : Capacité Vitale Forcée (CVF) et Volume Expiré Maximal pendant la première Seconde (VEMS) et l'indice de Tiffeneau (rapport VEMS/CVF). Les paramètres mesurés sont comparés aux valeurs de référence [75]. Il est préférable d'exprimer les résultats (z-score) [78] [79] [80].

La spirométrie est dite normale lorsque la CVF est ≥ 80 % des valeurs prédites, le VEMS (≥ 80 % des prédites) et le rapport et du VEMS/CVF > -1,645 z-score.

Une obstruction bronchique est caractérisée par un VEMS <80 % des valeurs prédites, un rapport VEMS/CVF et une CVF normale. La CVF est souvent diminuée en cas d'obstruction sévère. Une restriction est suggérée par une diminution prédominante de la CVF <80 % des valeurs prédites, un VEMS normal ou diminué et un rapport VEMS/CVF normal ou élevé. Une réduction proportionnelle du VEMS et de la CVF est évocatrice d'un schéma restrictif ou d'un faible effort du patient. Le trouble ventilatoire peut être mixte [75]. Un test de bronchodilatation est réalisé pour évaluer la réponse bronchique après inhalation de 4 bouffées de salbutamol.

Expérience dakaroise de la spiromètrie chez l'enfant : Dans notre expérience personnelle, nous pratiquons la spiromètrie à partir de l'âge 5 ans, dès que l'enfant est capable de coopérer et de souffler au moins 3 secondes. Dans une série de 200 cas de spiromètrie l'âge des enfants variait de 4 à 17 ans avec une moyenne de 10 ans (10 ans avec un écart-type +/-3,38 (médiane de 10 ans).

OSCILLOMETRIE

La technique d'oscillations forcée consiste à appliquer de faibles variations de pression sinusoïdales (fréquences d'oscillation entre 5 à 50 Hz) au système respiratoire, à l'aide d'un oscillomètre, et à étudier la relation entre les variations de pression appliquées et les variations de débit respiratoire qui en résultent [73]. Elle nécessite un oscillomètre, une sorte de générateur de fréquence d'oscillation appliquée à la bouche. Les avancées technologiques ont permis de mettre au point des oscillomètres portatifs comme le First Restech® utilisé dans notre service [81]. L'oscillométrie requiert une coopération minimale. Les mesures sont effectuées en respiration spontanée à partir de 3 ans (Image 2). Il faut effectuer au moins 3 mesures reproductibles et validées.

L'oscillométrie mesure les résistances des voies aériennes. Les valeurs sont exprimées en pourcentage ou en z-score des prédites pour l'âge, le sexe le poids, la taille et l'ethnie (valeurs normales des résistances < +1.645 z-score ou > 150% théoriques selon le type de résistance). Un test de bronchodilatation est réalisé pour étudier la réversibilité bronchique.

Image 2 : Séance de d'oscillométrie à Dakar avec l'oscillométrie portatif (First Resmon®) chez un garçon âgé de 3 ans et demi venu en consultation de pneumologie pédiatrique et d'allergologie à Dakar.

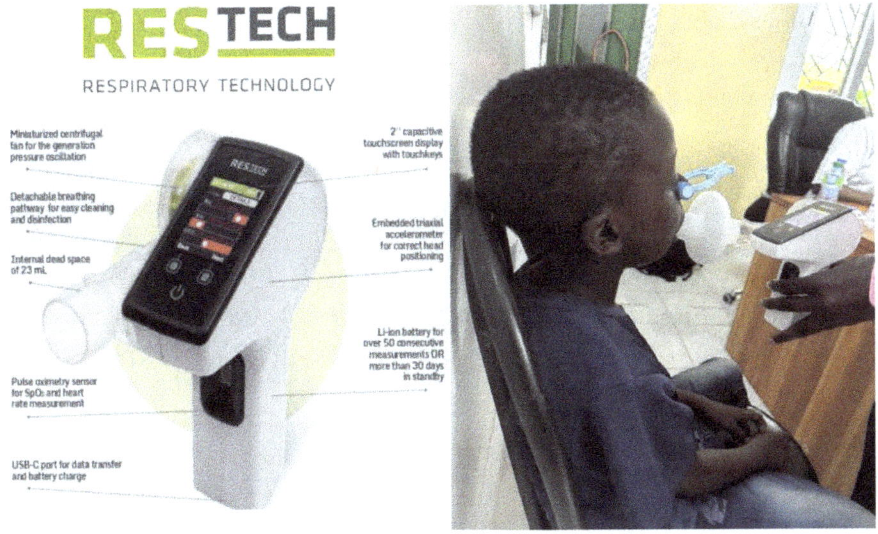

PLETHYSMOGRAPHIE CORPORELLE

La pléthysmographie corporelle consiste à « enfermer » un patient dans une sorte de chambre ressemblant à une cabine téléphonique à paroi de verre en forme (**image 3**). Elle utilise les principes de la Loi de Boyle et Mariotte [82] [82]. La pléthysmographie nécessite un équipement coûteux et lourd ; une sorte de cabine dans laquelle le patient s'assoit. Une bonne coopération de l'enfant et un personnel formé sont requis. Elle peut être réalisée à partir de 3 ans sous certaines conditions.

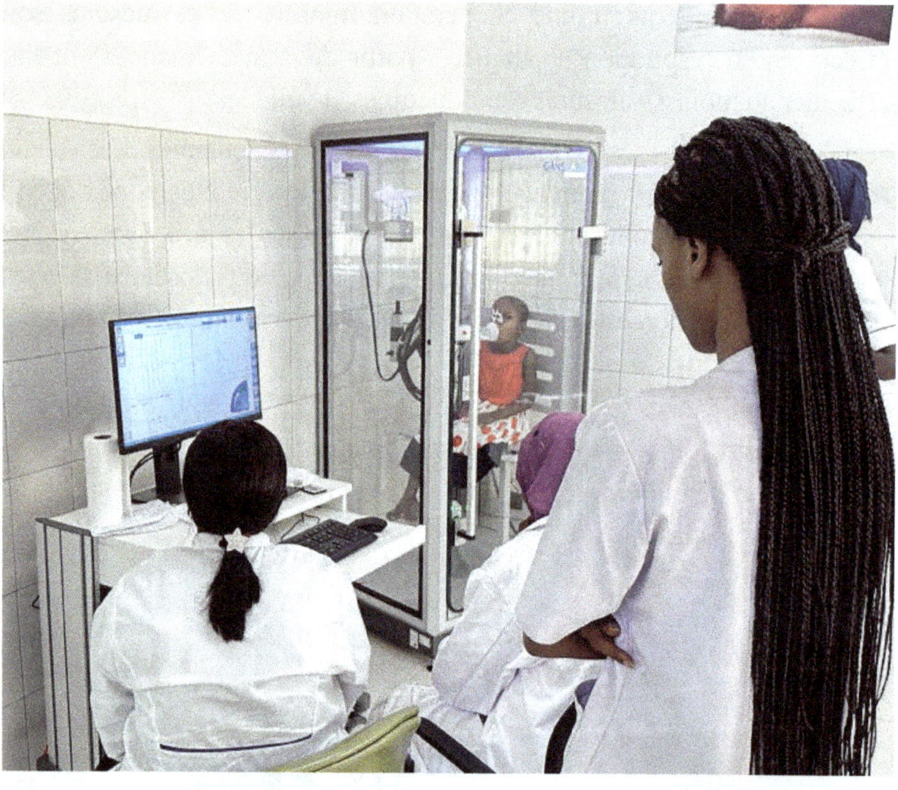

Image 3 : *Séance de pléthysmographie au laboratoire d'exploration fonctionnelle au Service de pneumologie du Centre Hospitalier National d'enfants Albert Royer de Dakar.*

Le patient est confortablement installé dans la cabine (ou parfois assis sur les jambes de l'accompagnant), respire normalement (un peu dessus du volume courant) à travers l'embout buccal connecté au spiromètre de la cabine, les lèvres bien serrées, Des interruptions régulières (de 0,5 secondes) sont réalisées tout en demandant au patient de respirer même rythme sans ouvrir la bouche. Après 3 à 4 mesures de la résistance, l'opérateur demande au patient d'effectuer une manœuvre d'expiration forcée pour obtenir une courbe débit volume (comme dans la spirométrie).

La pléthysmographie mesure tous les volumes pulmonaires (mobilisables et non mobilisables) : volume résiduel (VR), la capacité pulmonaire totale (CPT), le VEMS, CVF, le rapport VEMS/CVF, le rapport VR/CPT), ainsi que les résistances (RVA : résistance totale des VA ; SRVA : résistance spécifique des VA). Les valeurs sont exprimées en Z score des valeurs prédites.

Expérience dakaroise de la pléthysmographie chez l'enfant
Dans notre expérience dakaroise, nous réalisons la pléthysmographie à partir de 5 ans. Depuis 2023 au Centre Hospitalier National d'Enfant Albert Royer de Dakar.

Explorations Fonctionnelles Respiratoires

CENTRE HOSPITALIER NATIONALE D'ENFANTS ALBERT ROYER

Professeur Idrissa Demba Ba, Docteur Fatime Tall | Respiratory Diagnostics

Nom		Âge	12,0 Ans	IMC	14,7
Prénom		Taille	152,0 cm	ID visiteur	
Né le		Poids	34,0 kg	Tabagisme	no
ID patient		Genre	Féminin	Diagnostic	ASTHME

Pre: 11/07/2023 13:38 LFX 1.10.0 Ambiance: 25,5 °C 1056 hPa 50 % 11/07/2023 14:02 LFX 1.10.0
Post: 11/07/2023 14:00 LFX 1.10.0 Ambiance: 25,5 °C 1056 hPa 50 % Prédictions: ECCS93

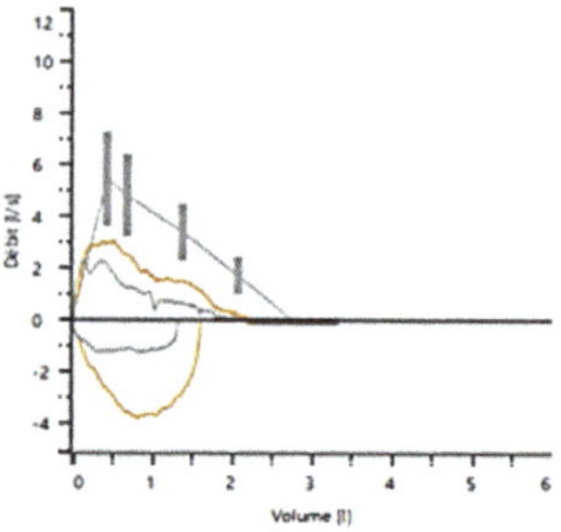

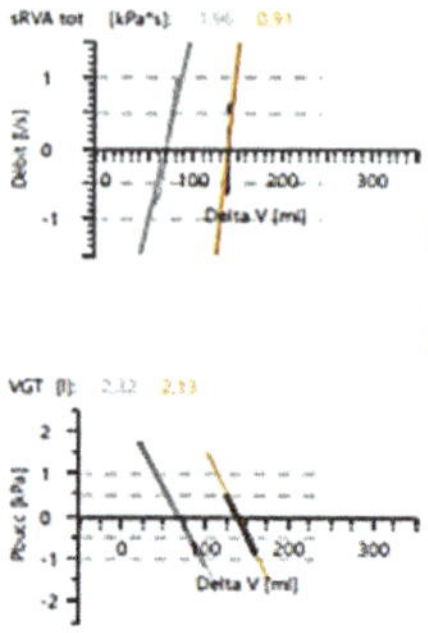

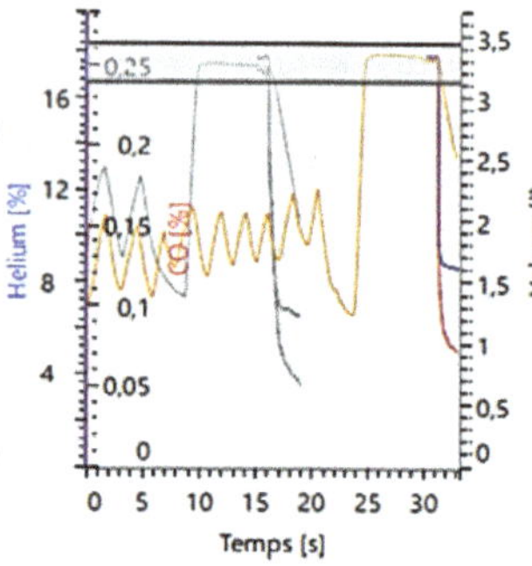

		Réf	Pre	Pre % Réf	Post	% Réf	Z-Score	Pre % Post
sRVA tot	[kPa*s]	0,51	1,96	386 %	0,91	179 %		-54 %
RVA tot	[kPa*s/L]	0,27	0,84	312 %	0,43	158 %	1,4	-49 %
VGT	[L]	1,88	2,32	124 %	2,13	113 %	0,5	-8 %
VRE	[L]	0,93	0,43	47 %	0,44	47 %	-1,5	1 %
VR	[L]	0,96	1,79	187 %	1,68	175 %	1,9	-6 %
CV in	[L]	2,85	1,33	47 %	1,62	57 %	-2,2	22 %
CPT	[L]	3,82	3,87	101 %	3,90	102 %	0,1	1 %
CVF	[L]	2,78	2,08	75 %	2,22	80 %	-1,0	7 %
CVFin	[L]	2,85	1,33	47 %	1,62	57 %	-2,2	22 %
VEMS	[L]	2,37	1,27	53 %	1,79	75 %	-1,1	41 %
VEMS/Cvmax	[%]	84,31	60,94	72 %	80,62	96 %	-0,8	32 %
DEM25	[L/s]	1,76	0,51	29 %	1,05	60 %	-1,0	104 %
DEM50	[L/s]	3,41	0,44	13 %	1,62	47 %	-1,6	266 %
DEM75	[L/s]	4,83	1,83	38 %	2,95	61 %	-1,2	62 %
DEP	[L/s]	5,47	2,31	42 %	3,09	56 %	-1,3	34 %
DLCO	[mmol/min/kPa]	7,09	5,88	83 %	6,20	87 %	-0,6	5 %
KCO	[mmol/min/kPa/L]	-	1,91	-	1,96	-		2 %
CV in	[L]	2,85	1,87	66 %	2,07	73 %	-1,4	11 %
VA	[L]	4,09	3,08	75 %	3,17	77 %		3 %
CPT	[L]	3,82	3,24	85 %	3,31	87 %	-0,8	2 %
CRF	[L]	1,79	1,70	95 %	1,82	101 %	0,1	7 %
VR	[L]	0,96	1,38	143 %	1,23	129 %	0,7	-10 %
VR/CPT	[%]	24,43	42,41	174 %	37,33	153 %	3,3	-12 %

GANSHORN PowerCube Body+/Diffusion+ S/N N11220221251324 CENTRE HOSPITALIER NATIONAL D'ENFANTS ALBERT Page 1 / 1

Image 4 *: Résultat de pléthysmographie réalisée chez une adolescente (âgée de 12 ans) présentant un asthme. Les résistances des voies aériennes élevées avec une bonne amélioration après le test de bronchodilatation. Le VEMS est très abaissé traduisant une obstruction bronchique avec une amélioration significative après le test de bronchodilatation. Le DLCO est normal.*

MESURE DES RESISTANCES PAR INTERRUPTION DE DEBIT

L'interruption de débit consiste à occlure durant une brève période le débit inspiratoire ou expiratoire (80 et 100 ms) en considérant que la pression mesurée à la bouche, durant cette occlusion, reflète la pression alvéolaire. Elle permet de mesurer les Rint. Nous ne pratiquons pas cette technique dans notre expérience à Dakar.

TEST DE REVERSIBILITE DE L'OBSTRUCTION BRONCHIQUE [74]

La réponse bronchodilatatrice consiste à étudier la réponse des bronches après inhalation d'un bronchodilatateur à courte durée d'action après administration de 400 microgrammes (mcg) de salbutamol par aérosol doseurs. La réponse bronchique est évaluée 15 minutes l'inhalation.

TESTS DE BRONCHO-PROVOCATION [74]

Lorsque le diagnostic de l'asthme est incertain, on peut réaliser le test de broncho-provocation pour rechercher une hyperréactivité bronchique non. On fait inhaler au patient une substance qui provoque une bronchoconstriction : métacholine, parfois histamine).

Les tests de provocation à l'effort (*challenge exercice* en anglais) sont très intéressants dans le diagnostic de l'asthme induit par l'exercice (AIE). Ils nécessite un équipement coûteux (bicyclette ergonomique ou tapis roulant, ou faire inhaler de l'air sec température <25°C ou de l'air chaud (>37°C) [83].

Notre expérience est limitée en ce qui concerne les tests de broncho-provocation. En pratique, un test de broncho-réversibilité est parfois suffisant pour le diagnostic de l'asthme.

MESURE DE LA FRACTION DU MONOXYDE D'AZOTE EXPIRE [84]

Le monoxyde d'azote est un marqueur de l'inflammation bronchique de type 2. La mesure de la fraction de monoxyde d'azote dans le gaz expiré (FeNO) présente un intérêt dans le diagnostic, le suivi et le phénotypage de l'asthme. Les valeurs seuils sont variables en fonction de l'âge. Des taux de NO élevés sont également retrouvés dans d'autres maladies inflammatoires.

INTERPRETATION DES RESULTATS DES EFR

Les résultats des EFR peuvent être normaux ou révéler des anomalies suivantes :

- Un trouble ventilatoire obstructif (ou obstruction bronchique) **[64]** est caractérisé par un rapport VEMS/CV < -1.645 z-score ou bien des résistances élevées > +1.645 z-score (ou > 150%) des valeurs théoriques.
- Un trouble ventilatoire restrictif est défini par une capacité pulmonaire totale (CPT) < 80% de la valeur théorique ou < -1,645 z-score, un VEMS normal ou diminué et un rapport VEMS/CVF normal ou augmenté **[85]**.
- Un trouble ventilatoire mixte combine les deux anomalies.
- Une broncho-réversibilité significative aux bronchodilatateur **[64]** est définie par une amélioration du VEMS (ou CVF) ≥ 10% par rapport aux valeurs de base **[85]**, ou bien une amélioration (baisse) des résistances : sRaw de plus de 42% ou du Rint de plus de 30% ou du R5Hz de plus de 35% par rapport aux valeurs de base.

Attention !

Un EFR normal ne signifie pas absence d'asthme car la fonction pulmonaire des patients asthmatique est une variable dans le temps et selon l'intensité. Elle peut être normale lorsque l'asthme est bien contrôlé, ou en période inter-critique, ou dans les Palier 1 et 2 de l'asthme (se référer à la classification en stades de l'asthme). D'ailleurs, je répète très souvent aux jeunes collègues que je préfère être en face d'un patient asthmatique ayant un souffle normal à un asthmatique ayant un petit souffle ! Les asthmatiques avec des « petits souffles » doivent être traité activement pour essayer de récupérer au maximum la fonction pulmonaire avant la fin de la croissance afin d'éviter le handicap respiratoire à l'âge adulte !

Messages clés à retenir du chapitre

- Les tests d'Explorations Fonctionnelles Respiratoires (EFR) aident à confirmer le diagnostic de l'asthme en montrant une obstruction bronchique réversible. Toute fois elles ne doivent pas retarder le diagnostic ou la prise en charge de l'asthme.
- La spiromètrie, examen de base des EFR est réalisable à partir de 5 ans (nécessite une coopération de l'enfant). Elle mesure la CVF, le VEMS et l'indice de Tiffeneau.
- L'oscillométrie forcée est une alternative crédible chez l'enfant d'âge préscolaire à partir de 3 ans et mesure les résistances des voies aériennes.
- La pléthysmographie corporelle permet de faire les volumes pulmonaires complets mais nécessite un équipement très couteux.
- Les résultats des EFR peuvent être normales pendant les périodes intercritiques ou lorsque l'asthme est bien contrôlé.

CHAPITRE IX

ASTHME : QUELLE PLACE POUR LES TESTS ALLERGOLOGIQUES ?

Nous avons vu dans le chapitre des mécanismes physiopathologiques, le rôle de la sensibilité allergique dans la survenue de l'asthme allergique. Ce chapitre illustre les différentes indications des tests allergologiques.

TESTS CUTANES ALLERGIQUES

Les tests cutanés allergiques (ou *Prick tests*) sont des examens simples à réaliser, non douloureux et fournissent des informations précieuses sur les sensibilités allergiques pour établir un diagnostic d'allergie immédiate [86]. C'est l'examen réalisé en première intention dans le bilan allergologique de l'asthme.

Dans le cadre de l'asthme, les indications des *prick tests* sont fonction de l'âge de l'enfant. Chez les enfants âgés de moins de 3 ans, ces tests ne sont pas systématiquement réalisés. A cet âge, ils sont réalisés seulement en cas d'asthme non contrôlé, de suspicion d'allergie alimentaire, de dermatite atopique sévère et/ou d'anaphylaxie. Ils doivent être réalisés s'ils sont disponibles chez tout enfant asthmatique âgé de plus de 3 ans.

Au préalable les médicaments antihistaminiques sont arrêtés 7 jours avant. Les tests cutanés allergiques sont en général effectués sur le bras, l'avant-bras ou sur le dos, avec une distance minimale de 2-3 centimètres entre deux tests. Les gouttes d'allergène ou de contrôle sont déposées sur la peau et des prick sont réalisés à travers une goutte jusqu'à l'hypoderme. La lecture est immédiate dans les 15 à 20 minutes après le test en mesurant la taille de chaque papule. L'un des critères est l'apparition d'une papule érythémateuse de plus de 3 mm [87] [88].

Les prick tests permettent de détecter des sensibilités allergiques IgE médiées. Les allergènes en cause sont surtout les pneumallergènes (acariens, moisissures, pollens, poils d'animaux : chien et chat) et les trophallergènes (arachides, crevettes, lait etc…).

Dans notre contexte, les tests cutanés allergiques ne sont pas toujours réalisés en pratique pour des raisons de disponibilité des allergènes sur le marché. Le profil de sensibilité allergique en consultation de pneumologie pédiatrique à Dakar (Sénégal) est illustré dans les tableaux ci-dessous [89].

Tableau III : Expérience sénégalaise : Profil de sensibilité retrouvé à Dakar pneumologie pédiatrique du Centre Hospitalier National de Dakar [89].

Type d'allergènes	Effectif (N=201)	Pourcentage (%)
Allergènes alimentaires		
Crevettes	11	4,1
Arachides	7	9,6
Œufs	4	5,5
Sardines	5	6,8
Lait	3	3,8
Chocolat	1	1,3
Thon noir	4	5,4
Pneumallergènes		
Acariens	57	78
Moisissures	26	35,6
Pollens	0	0
Blattes	1	1,3
Animaux		
Chien	10	13,7
Chat	9	12,3

TESTS EPICUTANES OU PATCH TESTS

Les tests épicutanés ou patch tests ont peu d'intérêt dans le diagnostic de l'asthme. Elles permettent de mettre en évidence des allergies retardées comme les eczémas de contact. Les patchs tests ne sont pas indiqués dans le diagnostic de l'asthme.

DOSAGE DES IMMUNOGLOBULINES E TOTALES ET DES EOSINOPHILES

Le dosage des IgE (totales ou spécifiques) et des éosinophilies ne font pas partie du bilan initial de l'asthme. Ils gardent un intérêt dans le phénotypage de l'asthme en cas d'asthme sévère.

Messages clés à retenir du chapitre

- Les tests cutanés allergiques (ou Prick tests) permettent de détecter les sensibilités allergiques chez les enfants asthmatiques.
- Apres l'âge de 3 ans, les *prick tests* sont systématiquement réalisés lorsqu'ils sont disponibles en cas d'asthme.
- Avant l'âge de 3 ans, l'indication des *prick tests* dépend du contexte clinique : asthme non contrôlé malgré traitement bien conduit, eczéma sévère et/ou d'anaphylaxie ou de suspicion d'allergie alimentaire associé.
- Les *patch tests* ne sont pas indiqués dans le diagnostic de l'asthme.

PARTIE 4

CLASSIFICATIONS, COMORBIDITES ET PATHOLOGIES A NE PAS CONFONDRE AVEC L'ASTHME

CHAPITRE X

CLASSIFICATIONS DE L'ASTHME

L'asthme peut être classé de différentes manières. Ce chapitre met en exergue successivement la classification dite « initiale » c'est-à-dire selon le niveau de sévérité de l'asthme, celle selon le niveau de contrôle de l'asthme et la définition de l'asthme sévère en tant qu'entité entière.

CLASSIFICATION SELON LE NIVEAU DE SEVERITE

Un panel du groupe d'experts de la GINA a distingué en 2006 quatre niveaux de sévérité de l'asthme : asthme intermittent, asthme léger persistant, asthme modéré persistant et asthme sévère persistant [39]. Les tableaux ci-dessous illustrent les classifications pour les tranches d'âges de 0 à 4 ans (***Tableau I***) et celle de 5 à 11 ans (***Tableau II***).

Tableau III : Classification de la sévérité de l'asthme selon GINA 2006 pour les enfants âgés de 0- 4 ans *[39]*

Stade de sévérité	**Asthme Intermittent**	**Asthme léger persistant**	**Asthme modéré persistant**	**Asthme sévère persistant**
Symptômes	≤ 2 jours/semaine	≥ 2 jours/semaine mais non quotidien	Quotidiens	Quotidiens
Réveils nocturnes	0	1-2 x /mois	3-4 x /mois	>1 x/semaine
Utilisation des béta2 à courte durée d'action	≤ 2 jours/semaine	> 2 jours/semaine mais non quotidien	Quotidienne	Plusieurs fois par jour
Interférence avec les activités normales	aucune	limitation minime	quelques limitations	Limitation extrême

Tableau IV : Classification de la sévérité de l'asthme selon GINA 2006 pour les enfants âgés de 5 à 11 ans *[39]*

Stade de sévérité	Asthme intermittent	Asthme léger persistant	Asthme modéré persistant	Asthme sévère persistant
Symptômes	≤2 jours/semaine	≥2 jours/semaine mais non quotidien	quotidiens	Tout au long de la journée
Réveils nocturnes	≤2 x/mois	3-4 x /mois	>1x/semaine mais non chaque nuit	>1 x/semaine
Utilisation des béta2 à courte durée d'action	≤2 jours/semaine	>2 jours/semaine, mais non quotidienne	quotidienne	Plusieurs fois par jour
Interférence avec les activités normales	Aucune limitation	Limitation minime	Quelques limitations	Limitation extrême
Fonctions pulmonaires	VEMS normal entre les exacerbations. VEMS >80% prédites VEMS/CVF >85%	VEMS ≥ 80% prédites VEMS/CVF >80%	VEMS entre 60 -80% prédites VEMS/CVF =75-80 %	VEMS <60% prédites, VEMS/CVF <75% prédites

Il faut noter que cette classification ne tient pas compte d'autres aspects non moins importants de l'asthme : la variabilité temporelle des symptômes de l'asthme, des facteurs de risque de gravité de l'asthme. Elle peut prêter à confusion avec l'asthme sévère dont la définition répond à surtout des critères de pression thérapeutique.

Les recommandations actuelles sur les choix de la stratégie thérapeutique du traitement de fond de l'asthme sont fonction du stade de sévérité l'asthme. Nous y reviendrons dans le chapitre prise en charge de l'asthme.

CLASSIFICATION SELON LE NIVEAU DE CONTROLE

On parle de contrôle de l'asthme « lorsque le traitement de l'asthme aboutit à une réduction ou régression des symptômes de l'asthme », selon NAEPP (*National Asthma Education and Prevention*) [90].

La GINA classe l'asthme en trois niveaux de contrôle, selon la classification dite initiale : asthme bien contrôlé, asthme partiellement contrôlé et asthme non contrôlé. Cette classification est surtout clinique et basée sur les 4 dernières semaines précédentes la visite. Les tableaux VI et VII illustrent les classifications respectivement chez l'enfant de moins de 5 ans et celle réservée pour les enfants de 6 à 11 ans, adolescents et adultes [7].

Tableau VI : Classification GINA selon le niveau de contrôle pour les enfants d'âge préscolaire [7]

<table>
<tr><th colspan="2" rowspan="2">Contrôle des symptômes récents est demandé sur la période depuis la dernière visite.
Tenir compte surtout des 4 dernières semaines si l'enfant :</th><th colspan="3">Niveau de contrôle de l'asthme</th></tr>
<tr><th>Bien contrôlé</th><th>Partiellement contrôlé</th><th>Non contrôlé</th></tr>
<tr><td>Présente des symptômes diurnes >1/semaines</td><td>Oui □
Non □</td><td rowspan="4">Aucun n'est présent</td><td rowspan="4">1 à 2 de ces items sont présents</td><td rowspan="4">1 à 2 de ces items sont présents</td></tr>
<tr><td>Présente une limitation de son activité due à l'asthme ? (Court/joue moins que les autres, se fatigue pendant les jeux à la marche ?</td><td>Oui □
Non □</td></tr>
<tr><td>Eu besoin d'un traitement de secours >1/semaines ?</td><td>Oui □
Non □</td></tr>
<tr><td>Eu à être réveillé ou toux nocturne due à l'asthme ?</td><td>Oui □
Non □</td></tr>
</table>

Tableau VIII : Classification du contrôle de l'asthme chez les enfants de 6 à 11 ans, les adolescents et les adultes.

<table>
<tr><th colspan="2" rowspan="2">Contrôle des symptômes récents est demandé sur la période depuis la dernière visite. Tenir compte surtout des 4 dernières semaines si l'enfant :</th><th colspan="3">Niveau de contrôle de l'asthme</th></tr>
<tr><th>Bien contrôlé</th><th>Partiellement contrôlé</th><th>Non contrôlé</th></tr>
<tr><td>Présente des symptômes diurnes > 2 x /semaine</td><td>Oui □
Non □</td><td rowspan="4">Aucun n'est présent</td><td rowspan="4">1 à 2 de ces items sont présents</td><td rowspan="4">1 à 2 de ces items sont présents</td></tr>
<tr><td>Tout réveil nocturne dû à l'asthme ?</td><td>Oui □
Non □</td></tr>
<tr><td>Eu besoin d'un traitement de secours >2x /semaine ?</td><td>Oui □
Non □</td></tr>
<tr><td>Toute limitation des activités due à l'asthme</td><td>Oui □
Non □</td></tr>
</table>

Le non contrôle de l'asthme peut s'expliquer par une mauvaise observance du traitement, d'une technique d'inhalation inadaptée, d'une exposition environnementale. Nous y reviendrons dans l'éducation thérapeutique.

TEST DE CONTROLE DE L'ASTHME

A côté de cette classification GINA de contrôle de l'asthme, le Test de Contrôle de l'Asthme, en anglais *Asthma Contrôle Test* (ACT) est un outil simple d'auto-évaluation du contrôle de l'asthme. Les parents et/ou les patients peuvent l'utiliser eux même à domicile. Il est accessible gratuitement en ligne au www.asthmacontroltest.com [91]. Il comporte plusieurs 5 questions. Il est représenté au niveau de l'annexe 1. Le score total varie de 5 à 25 ; plus il est élevé, au mieux l'asthme est contrôlé.

QU'EST-CE QUE L'ASTHME SÉVÉRE DE L'ENFANT

La majorité des enfants mis sous traitement de fond évoluent favorablement [92]. Seulement moins de 5% des enfants ne s'améliorent pas au traitement fond bien adapté [93] [94]. La prévalence de l'asthme sévère est de 0,5% dans la population générale [94].

En 2010, un groupe d'experts PSACI (*Problematic Severe Asthma in Childhood Initiative Group*) a établi la définition consensuelle de l'asthme sévère de l'enfant [95] suivante.

Définition PSACI de l'asthme sévère de l'enfant [97].

« Quel que soit l'âge, l'asthme sévère est défini par la persistance d'un mauvais contrôle, et/ou d'exacerbations sévères fréquentes, et/ou d'un trouble ventilatoire obstructif, et/ou du recours à la corticothérapie générale au long cours pour maintenir le contrôle, en dépit d'un traitement maximal intégrant des doses élevées de corticoïdes inhalés ».

In fine, le diagnostic d'asthme sévère requiert une démarche rigoureuse, qui a pour objectif d'éliminer un diagnostic différentiel, mais aussi de différencier l'asthme difficile à traiter de l'asthme sévère par résistance au traitement [93] [96]. L'asthme sévère est souvent associé aux patients présentant les caractéristiques (phénotypes) suivants [97]:

- Le phénotype allergique est représenté par la présence d'une allergie alimentaire [98] et patients avec des sensibilisations allergéniques multiples (blattes et moisissures etc…)
- La dermatite atopique sévère associée à des mutations de filaggrine (R 501X et 2282 DEL4) est associée à l'asthme sévère.
- Le phénotype obstructif concerne les patients présentant une altération progressive de la fonction respiratoire ou avec obstruction bronchique fixée, donc un « petit souffle ».
- Le phénotype exacerbateur regroupe les patients asthmatiques présentant des exacerbations aigues à répétition, des antécédents d'hospitalisation et/ou des séjour en réanimation pour asthme aigu grave.

IMPACT DE L'ASTHME SUR LA QUALITÉ DE VIE

L'asthme impacte négativement sur la qualité de vie des patients, des parents et de leur entourage bref de l'ensemble de la famille. Il est classé au quatrième rang des maladies chroniques en termes d'année de vie perdue ou DALY (*Disability-Adjusted Life Year)*. La traduction littéraire de ce terme en français : ACVI pour Année de Vie Corrigée du facteur d'Invalidité. Il exprime l'impact d'une maladie en année de vie perdue.

A l'échelle individuelle, de nombreux scores ont été utilisés pour évaluer l'impact de l'asthme sur la qualité de vie des patients. Le Questionnaire sur la Qualité de vie des Personnes Asthmatiques (en anglais *Asthma Quality of Life Questionnaire* ou AQLQS) développé par Jennifer est l'outil le plus utilisé à cette fin [99]. Une version française est disponible en ligne (Questionnaire-AQLQs12.pdf). Elle est destinée surtout aux adolescents à partir de 12 ans et les adultes [100]. Cependant, nous ne l'avons pas encore testée dans notre contexte.

Messages clés à retenir du chapitre

- La classification dite initiale de l'asthme distingue : l'asthme intermittent, l'asthme léger persistent, l'asthme modéré persistant et l'asthme modéré persistant.
- Celle selon le niveau de contrôle permet d'adapter ou d'ajuster le traitement de fond de l'asthme en fonction de la réponse thérapeutique.
- L'asthme sévère est une entité clinique spécifique rare (moins de 5% des cas). La définition de l'asthme sévère répond à des critères spécifiques (pression thérapeutique) et nécessite une démarche diagnostique rigoureuse.

CHAPITRE XI

COMORBIDITÉS ASSOCIÉES À L'ASTHME

L'asthme est fréquemment associé à d'autres pathologies appelées comorbidités. Il s'agit des comorbidités atopiques (dermatite atopique, rhinite allergique, allergies alimentaires etc…) et non atopiques (obésité, reflux gastro-œsophagien etc…). Chacune de ces comorbidités peut faire l'objet d'un ouvrage entier.

COMORBIDITÉS ATOPIQUES

Le terme « marche atopique » a été longtemps utilisé pour décrire l'apparition progressive des maladies atopiques de la naissance à l'âge adulte en passant par l'enfance et l'adolescence [101]. La nouvelle appellation « multimorbidités atopiques » semble plus adaptée [102]. Les études actuelles ont démontré qu'il ne s'agissait pas d'une trajectoire unique mais plutôt de plusieurs trajectoires. Plusieurs facteurs interviennent dans la survenue des multi-morbidités atopiques : facteurs génétiques, épigénétiques, environnementaux et l'inflammation type Th2 [102].

DERMATITE ATOPIQUE

La dermatite atopique (DA) ou eczéma atopique, est la porte d'entrée des comorbidités atopiques [102]. C'est la dermatose inflammatoires prurigineuse chronique la plus fréquente chez l'enfant : 20 à 30% [103] [104] [105]. Au Sénégal, la dermatite est connue sous l'appellation générique « ndoxoom siti » en langue locale. Certains praticiens l'appellent « asthme de la peau » pour faire allusion à la marche atopique. Des mutations des gènes de la filaggrine (protéine de fonction de la barrière cutanée) sont souvent en cause. Elles sont associées à l'asthme sévère et une altération des fonctions respiratoires[106] [97].

❖ **Diagnostic :** [103] [104] [105]

Le diagnostic de la DA est surtout clinique. Dans les formes précoces les manifestations apparaissaient très tôt dans la vie : 6 à 12 semaines de vie avec des lésions de la peau caractéristiques. La peau qui gratte (ou prurit) est un signe constant et majeur : un frottement des joues, des tortillements et une agitation voire une perturbation du sommeil. Les lésions érythémateuses sont sous formes de squames jaunes grasses et de pellicules au niveau du cuir chevelu, le visage, joues, au tour des oreilles. Parfois les lésions concernent le tronc et le siège et jambes ou pieds. Dans les formes de l'enfant, les lésions sont plus localisées aux plis (coude, cou, genou), aux poignets, mains. Le prurit est constant (nocturne et diurne). Elles peuvent donner un aspect de xérose diffuses avec une peau sèche « en petites écailles ». La DA peut se poursuivre jusqu'à l'adolescence.

❖ **Évolution**

La DA évolue par des périodes de poussée et de rémission et poussées parfois émaillées de complications fréquentes : sécheresse de la peau (xérose), épaississement de la peau consécutive au grattage (lichénification), surinfection de la peau fréquente bactérienne (impétigination).

RHINITE ALLERGIQUE

La rhinite allergique (RA), appelée parfois rhinosinusite allergique ou rhino-conjonctivite allergique) est la comorbidité atopique la plus fréquemment associée à l'asthme. C'est un trouble symptomatique du nez induit caractérisé par une inflammation médiée par les IgE après une exposition aux allergènes de la muqueuses tapissant le nez [107] [108]. Les allergènes les plus fréquents impliqués sont ceux qui peuvent être inhalés, comme les acariens, les squames d'animaux et/ou le pollen [107]. La RA survient chez 75 % des patients atteints d'asthme (allergique ou non allergique). L'asthme peut affecter jusqu'à 40 % des patients atteints de RA [109] [110]. C'est le concept d'unicité des voies aériennes [111].

❖ Diagnostic de la RA

Le diagnostic de la RA est clinique. L'interrogatoire (clé du diagnostic) retrouve un accès d'éternuements (en salve matinale ou quelques minutes après l'exposition à l'allergène), une rhinorrhée claire et une obstruction nasale, souvent accompagnés de démangeaisons des yeux, du nez et du palais. Le drainage postérieur nasal, la toux, l'irritabilité et la fatigue sont d'autres symptômes courants [108,109,112]. Ces manifestations sont déclenchées par l'exposition à l'allergène en cause (poussières de maison (acariens, moisissures), poils d'animaux (chien, chat ...).

L'acronyme PAREO résume l'ensemble de ces signes (Prurit, Anosmie, Rhinorrhée claire, Eternuement en salves et Obstruction nasale) est une mnémotechnique simple. Selon l'Allergic Rhinitis and its Impact on Asthma (ARIA), la présence d'au moins deux de ces symptômes pendant plus d'une heure par jour est évocatrice de RA. Ces symptômes peuvent être perannuels ou revêtir un caractère saisonnier : « rhume des foins » liés à l'exposition aux pollens (arbres, graminées) selon les saisons.

Les tests cutanés allergiques (prick tests) permettent de mettre en évidence une sensibilité allergique (acariens, moisissures, pollens ou le poils d'animaux par une réaction d'hypersensibilité immédiate IgE médiée[113]. Le dosage des IgE spécifiques est plus coût et donnent les mêmes informations que le prick test. Les patch tests ne sont pas indiqués.

La classification ARIA révisée en 2016 (**annexe 2**) permet de distinguer : la rhinite allergique intermittente, la rhinite allergique persistante, le rhinite allergique légère et rhinite allergique modérée à sévère [114].

❖ **Evolution de la RA**

La RA est une maladie chronique qui évolue par des périodes de poussée aigue et de rémission. Elle peut altérer significativement la qualité de vie des patients : capacité d'apprentissage des enfants et des adolescents, performances au travail des adultes et des coûts médicaux [108,109,112,115].

ALLERGIES ALIMENTAIRES

Elles constituent la troisième comorbidité atopique associée à l'asthme après la RA et la DA. Ces dernières années il a été constaté une augmentation de la prévalence de l'asthme et l'allergie alimentaire dans la population [116]. Il a été constaté que 48% des asthmatiques ont des allergies alimentaires. Les principaux aliments en causes sont le lait de vache, l'œuf, l'arachide, le soja, la noix, le blé, le poisson et crustacés [116,117], [118]. Au Sénégal la prévalence exacte n'est pas connue. Dans notre expérience les sensibilités retrouvées sont l'arachide, la sardine, les œufs, crevettes et le lait de vache [119].

❖ **Diagnostic de l'allergie alimentaire**

L'interrogatoire est une étape clé pour mettre en exergue un lien de causalité entre la consommation des aliments. Les symptômes surviennent le plus souvent immédiatement (30 minutes à l'heures) après l'incident alimentaire à type de syndrome oral, de démangeaisons, de douleurs abdominales, d'éruptions cutanées ou une anaphylaxie sévère [120]. L'anaphylaxie est la forme grave de l'allergie alimentaire. La classification de Ring et Bell [121] distingue 4 grades de sévérité de l'anaphylaxie : Grade 1 (réactions bénignes), Grade 2 (signes d'atteintes multi viscérales), Grade 3 (état de choc, œdème laryngé) et Grade 4 (arrêt cardiovasculaire). Certaines manifestations cliniques de l'allergie alimentaire sont retardées : eczéma sévère persistant, de troubles digestifs voire de retard de croissance.

Sur le plan paraclinique, les tests cutanés allergiques (prick tests) réalisés avec des extraits d'allergène commerciaux ou avec des aliments natifs permettent de confirmer rapidement la présence d'anticorps spécifiques de l'allergène. Le dosage des IgE spécifiques doit tenir compte des possibilités de nombreuses réactions croisées. Des taux élevés d'IgE spécifiques peut avoir une valeur prédictive d'une réaction allergique [118]. Le test de provocation oral permet de confirmer le diagnostic d'allergie alimentaire (sous surveillance stricte avec trousse d'urgence et matériel de réanimation).

❖ Évolution de l'allergie alimentaire

L'allergie alimentaire est très souvent un facteur de risque de persistance d'un phénotype sévère d'asthme [122]. L'éviction de l'allergène en cause doit être strict.

COMORBIDITÉS NON ATOPIQUES

OBESITE ET/OU SURPOIDS

L'obésité est une comorbide très souvent associée à l'asthme. Dans le monde les prévalences de l'asthme et de l'obésité augmentent parallèlement. L'obésité a été associée à un risque accru d'asthme chez les enfants et les adultes. Les facteurs génétiques, le sexe (rôle des hormones sexuelles), la réponse immunitaire, la dysrégulation métabolique, les facteurs environnementaux, l'alimentation et le microbiome entre autres y jouent rôle important. Il existe un phénotype particulier d'asthme associé à l'obésité. D'autres facteurs comme les traitements par des corticoïdes par voie générale (oraux, injectables) à répétition et la sédentarité très fréquente actuellement contribuent significativement à la survenue du surpoids et/ou de l'obésité chez les enfants asthmatiques.

Le diagnostic de l'obésité est posé sur le calcul de l'indice de masse corporelle (IMC). C'est le rapport entre le Poids (en kg) sur la taille au carré (Taille^2 en m) : > 25 pour le surpoids et > 30 pour l'obésité. L'OMS a mis en place des courbes de définition pour l'IMC en fonction de l'âge et du sexe. Chez l'enfant, on parlera de surpoids lorsque IMC est situé entre + 2 et + 3 DS et d'obésité si IMC $\geq$ + 3DS [123].

Les études démontrent que les enfants asthmatiques en situation de surpoids ou d'obésité, présentent un risque accru de morbidité. Cela se traduit par un moins bon contrôle des symptômes, des exacerbations plus fréquentes et plus difficiles à traiter, ainsi qu'une altération de la qualité de vie.

Par ailleurs, l'obésité est également associée à une diminution de la réponse aux corticostéroïdes inhalés (CSI) et possiblement aux stéroïdes systémiques [124] [125,126] [127].

AUTRES COMORBIDITES NON ATOPIQUES

Parmi les autres comorbidités non atopiques, on peut citer le reflux gastro œsophagien (RGO), les végétations adénoïdiennes, ainsi que l'hypertrophie des amygdales palatines, entre autres.

Messages clés à retenir du chapitre

- L'asthme est souvent associé à des comorbidités, qu'elles soient atopiques ou non, telles que la dermatite atopique, la rhinite allergique, les allergies alimentaires ou encore l'obésité.
- Ces comorbidités doivent être systématiquement recherchées et intégrées dans la prise en charge globale de l'asthme.
- Le terme « marche atopique » qui décrivait une progression séquentielle des maladies atopiques, est aujourd'hui de moins en moins utilisé. On lui préfère désormais la notion de multimorbidité atopique.

CHAPITRE XII

PATHOLOGIES A NE PAS CONFONDRE AVEC L'ASTHME

L'asthme peut être confondu aisément avec d'autres affections. Il est très difficile de proposer un diagnostic différentiel de l'asthme en utilisant un plan classique du fait de l'hétérogénéité de cette pathologie et de la grande variabilité de ses manifestations cliniques en fonction de l'âge.

Dans ce chapitre, nous nous proposons de tenir en compte des éléments évocateurs d'un autre diagnostic (surtout chez les jeunes enfants), d'énumérer les causes habituelles de sifflements chez l'enfant (dont l'asthme en fait partie) et de discuter des pièges diagnostiques classiques de l'asthme (fréquents chez les grands enfants et adolescents). Autrement dit, le praticien se doit toujours garder dans sa démarche diagnostique la possibilité d'une pathologie (malformation, maladie chronique) en cas de suspicion d'asthme.

ÉLÉMENTS ÉVOCATEURS D'UN AUTRE DIAGNOSTIC QUE L'ASTHME

L'interrogatoire, l'examen clinique et l'imagerie sont cruciaux dans la démarche diagnostique de l'asthme chez l'enfant. La présence d'un ou de plusieurs des signes suivants doit faire évoquer un autre diagnostic : présence d'un stridor, d'une notion d'étouffement, d'un hippocratisme digital, une déformation thoracique très marquée, un retard staturo-pondéral, des pneumonies à répétition ou une bronchorrhée, un souffle cardiaque, diaphorèse, un amaigrissement (ou une perte pondérale), une notion d'étouffement par un corps étranger. Ces éléments avec les diagnostics à évoquer sont regroupés dans l'annexe 2 [128] [129] [130].

CAUSES DE SIFFLEMENTS

Le sifflement est un signe clinique très caractéristique de l'asthme. Néanmoins, Il reste un signe non spécifique, révélateur aussi d'autres maladies (malformatives, constitutionnelles, accidentelles ou infectieuses).

Les causes de sifflement aigues sont dominées par l'asthme, la bronchiolite aigue, les infections atypiques (*Mycoplasma pneumonia*), la laryngo-trachéo-bronchite aigue, le corps étrangers endobronchique, la trachéite bactérienne etc…

Les causes de sifflement chronique sont quant : l'asthme, la trachéo-bronchomalacie, les anomalies des arcs vasculaires, les masses ou tumeurs ou adénopathies, les cardiopathies malformatives ou acquise, le reflux gastro-œsophagien (RGO), la mucoviscidose, la bronchiolite oblitérante, le déficit immunitaire, la dyskinésie ciliaires primitive, l'œdème pulmonaire, les pneumonies interstitielles diffuses (PID) etc…

« PIÉGES » DIAGNOSTIQUES DE L'ASTHME

Certaines situations cliniques constituent des « diagnostics pièges » de l'asthme surtout chez les grands enfants et les adolescents.

DYSFONCTION DES CORDES VOCALES [131] [132] [133]

Le dysfonctionnement des cordes vocales (DCV) est un trouble fonctionnel du larynx qui se caractérise par une adduction paradoxale involontaire des cordes vocales lors de la respiration. Les manifestations cliniques surviennent souvent à l'effort : dyspnée (difficultés respiratoires), oppression thoracique, toux, sensation de gorge serrée, respiration sifflante ou modification de la voix. On note une prédominance de la DCV chez les adolescents et chez les femmes. Le DCV peut être isolé ou associé à l'asthme. Un contexte psychoaffectif particulier lié au stress et à l'anxiété est à rechercher. Une prise en charge orthophonique et le counseling psychologique peut aider à améliorer les symptômes.

HYPERVENTILATION [134]

Le syndrome d'hyperventilation ou hyperventilation est une situation très fréquente chez les adolescents, adultes et parfois les grands enfants avec une nette prédominance féminine. Les manifestations cliniques de l'hyperventilation sont spectaculaires et angoissantes de survenue brutale à type de dyspnée, douleurs thoraciques atypiques, de sifflements, de soif d'air, de palpitation, d'anxiété, accompagnée parfois d'agitation de vertiges, de spasme ou de paresthésie.

Les crises d'hyperventilation peuvent se répéter de façon plus ou moins rapprochées interférant avec la vie sociale et professionnelle : absentéisme prolongée à l'école. Le score clinique de Nijmegen peut aider à orienter le diagnostic [135]. L'hyperventilation peut être également associée à l'asthme.

TOUX PSYCHOGÉNE

La toux psychogène est une toux sans atteinte organique. Elle est sèche, persistante tenace malgré la prise de médicaments. Elle disparait pendant le sommeil et réapparait volontiers au réveil, ou en présence de tiers personnes (comme s'il voulait attirer leur attention). La toux psychogène résiste à tout traitement [136]. Un contexte conflictuel ou psychoaffectif particulier (divorce, conflit entre les parents, difficultés scolaires et choc émotionnel naissance récente...) est souvent l'élément déclencheur. Il est souvent confondu avec l'asthme. Les EFR sont en général normales (pas d'amélioration après le test de bronchodilatation) [137].

Messages clés à retenir du chapitre

- Les causes de sifflement sont nombreuses chez l'enfant et l'adolescent allant de l'asthme lui-même aux causes infectieuses, malformatives ou constitutionnelles.
- La présence de certains signes cliniques est évocatrice d'autres possibilités diagnostique que l'asthme.
- Certaines situations cliniques telles que l'hyperventilation, le dysfonctionnement des cordes vocales et la toux psychogène sont considérées comme des « diagnostics pièges». Elles sont très fréquentes chez les adolescents et parfois les grands enfants.

PARTIE 5

MANAGEMENT ET PREVENTION

CHAPITRE XIII

PRISE EN CHARGE DE L'ASTHME

La prise en charge de l'asthme comporte à la fois un aspect médicamenteux et non médicamenteux, ainsi qu'une prise en compte des comorbidités. Elle repose sur des principes de continuum des soins, de l'aérosolthérapie et d'une bonne éducation thérapeutique du patient et ou des parents.

Objectifs de la prise en charge de l'asthme

- Améliorer la qualité de vie des enfants et adolescents asthmatiques,
- Contrôler les symptômes de l'asthme,
- Normaliser les fonctions respiratoires avant la fin de l'adolescence pour éviter handicap respiratoire, c'est-à-dire grandir avec un petit souffle
- Minimiser les éventuels effets secondaires des médicaments,
- Réduire l'impact psycho-social et économique de l'asthme,
- Aider la famille à s'approprier la prise en charge de la maladie à travers l'éducation thérapeutique.

AÉROSOLTHÉRAPIE

Également appelée traitement par voie inhalée, l'aérosolthérapie est une méthode thérapeutique anciennes consistant à administrer un (des) médicament (s) sous forme d'aérosol (suspension de particule) par inhalation dans les voies respiratoires [138]. C'est l'un des moyens le plus simple et plus naturel pour traiter une maladie pulmonaire (asthme, BPCO etc…).

AVANTAGES DE LA VOIE INHALÉE

Les avantages de l'aérosolthérapie sont nombreux : rapidité d'action (déposition directe du médicament dans les voies respiratoires), médicaments à faibles doses, bonne déposition pulmonaire et rareté des effets indésirables.

SYSTÉMES D'INHALATION [139]

Aérosol doseur pressurisé

L'aérosol doseur pressurisé (ADP) est un dispositif dans lequel le médicament sous forme de suspension pressurisée dans du gaz propulseur liquéfié dans un réservoir métallique. Le Hydro-Fluro-Alcane (HFA) est le gaz le plus utilisé actuellement. Dans le langage l'ADP est appelé pompe ou spray, en anglais *Metered Dose Inhaler* (MDI).

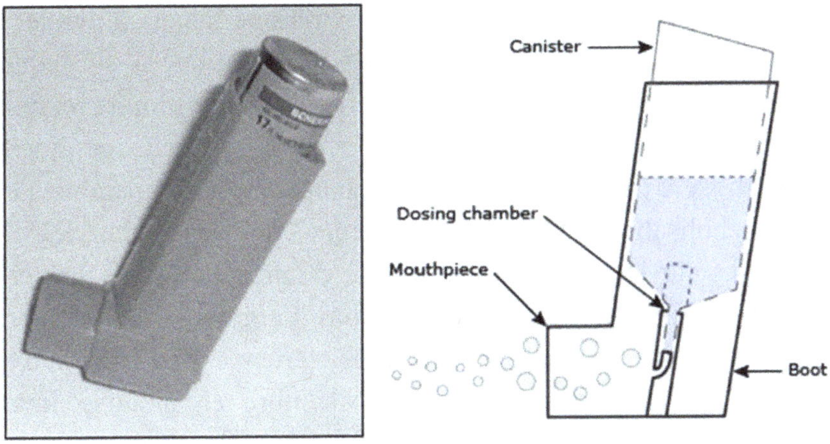

Image 5 : Aérosol doseur pressurisé : le médicament est stocké sous pression dans le récipient (canister). Il est libéré depuis la chambre de dosage (dosing chamber) après pression sur le recipient vers le bas.

Remarque

L'utilisation de l'aérosol doseur doit TOUJOURS être administrée à travers une chambre d'inhalation pour faciliter la déposition des médicaments au niveau des bronches.

Chambre d'inhalation

Appelée également tube d'espacement, est un dispositif composé de plusieurs pièces démontables et d'un masque facial amovible. Elle comporte une extrémité correspondant à l'embout buccal sur lequel se monte le masque adapté à la taille de l'enfant. L'autre extrémité permet l'introduction de l'aérosol doseur. L'efficacité de l'aérosol doseur utilisé à travers la chambre d'inhalation est comparable à celui de la nébulisation [140,141]. Plusieurs modèles industriels sont disponibles sur le marché. La chambre d'inhalation Able Spacer 2® (image 6), constituée de matériaux en ions d'argent, sans silicone offre beaucoup d'avantage : propriétés antibactériennes, antistatiques et à faible débit (10L/minute)[142]. Les chambre en silicone favorise parfois la multiplication des germes.

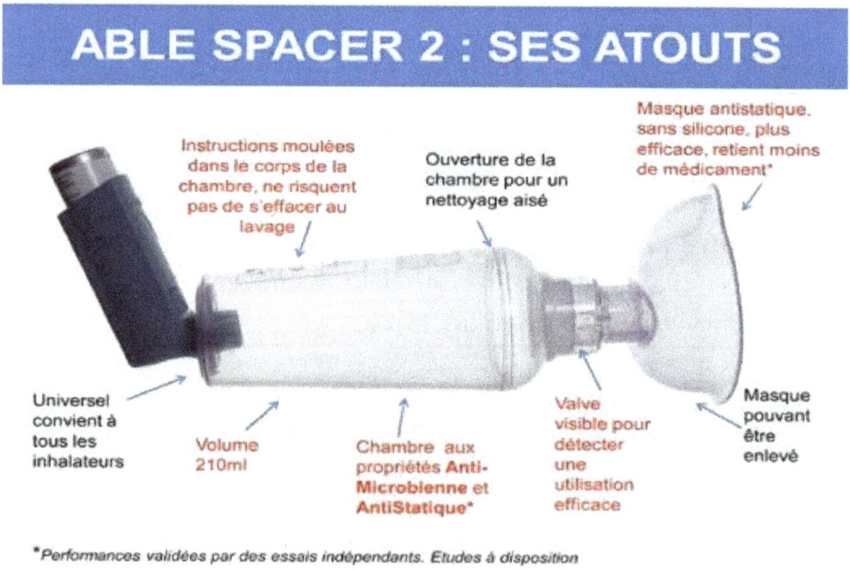

Image 6 : Image chambre d'inhalation Able spacer®.

Nettoyage et entretien de la chambre d'inhalation

La chambre d'inhalation doit être nettoyée régulièrement (tous les 15 jours à 1 mois), avec de l'eau tiède et un lave-vaisselle : **ne pas bouillir, ni mettre de l'eau de javel.**

Elle doit être bien protégée dans un sachet ou une housse de protection l'abri de la poussière et pour éviter les risques de contamination.

En cas de non disponibilité de chambre d'inhalation industrielle, nous pouvons fabriquer des chambres artisanales de fortune avec une bouteille d'eau minérale (image 7).

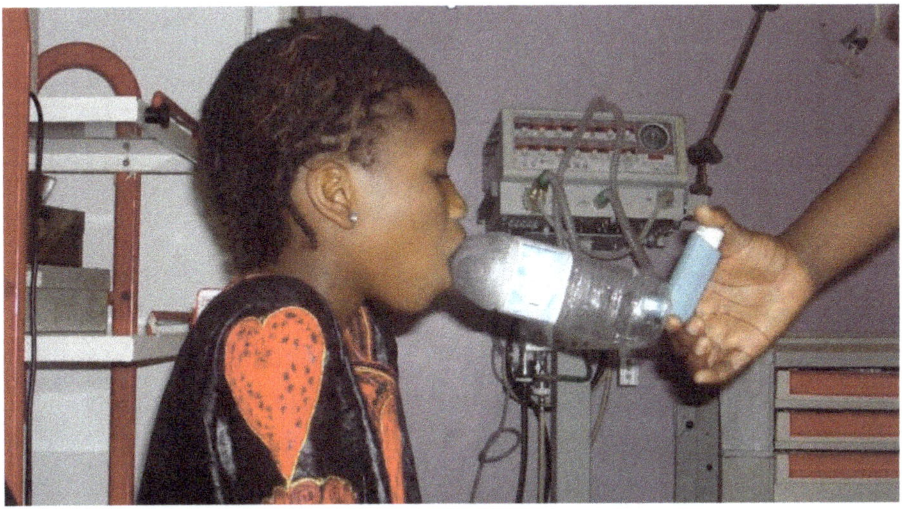

Image 7 : Image chambre d'inhalation artisanale avec bouteille d'eau minérale en 2013 au service de pneumologie pédiatrique du CHU de Dakar en 2006.

Inhalateur de poudre sèche (Inhalateurs de poudre sèche) :

L'inhalateur de poudre sèche (Inhalateurs de poudre sèche) : est un dispositif capable de contenir des médicaments sous forme de poudre sèche à dose unique ou à dose multiple. Les plus utilisés chez les grands enfants et les adolescents sont les formes diskus® et les turbihaler® doseur intégré à l'inhalateur.

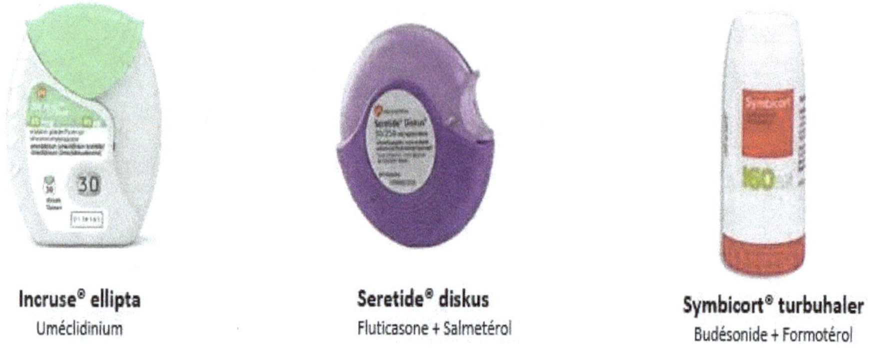

Image 8 : Différents dispositifs avec poudres d'inhalation

Aérosolthérapie par nébulisation

Elle nécessite un système de nébulisation comprenant un compresseur (générateur de gaz sous pression), un nébuliseur (petit réservoir relié au générateur, dans lequel le liquide est transformé en aérosol) et une interface (masque facial adapté au patient). Les nébuliseurs pneumatiques sont les plus utilisés. Ils sont cependant bruyants, mais compatibles avec la plupart des médicaments, contrairement aux nébuliseurs ultrasoniques et les nébuliseurs à membrane (ou à tamis) [143].

Aérosolthérapie par brumisation

Elle repose sur des dispositifs d'inhalation délivrant le médicament sous forme de fines particules en suspension (aérosol), un nuage de principe actif. Ces dispositifs sont très couteux et restent peu utilisés chez l'enfant.

MÉDICAMENTS

MEDICAMENTS DU TRAITEMENT DE LA CRISE D'ASTHME

Nous insisterons surtout sur le rôle fondamental des bronchodilatateurs. Les corticoïdes par voies générale sont réservés aux crises d'asthme sévères.

Bronchodilatateurs

Un bronchodilatateur est une substance pharmacologique capable d'entrainer un relâchement des fibres musculaires lisses bronchiques. Les principaux bronchodilatateurs sont les bétamimétiques, les anticholinergiques et les autres tels que le sulfate de magnésium et la théophylline.

➢ **Beta-2-mimetiques (Salbutamol, Terbutaline)**

Les béta 2 mimétiques (ou béta-adrénergique) activent de façon sélective les récepteurs béta 2 adrénergiques des muscles lisses bronchiques. Ces récepteurs sont également présents sur le muscle de l'utérus, les vaisseaux et le cœur. Les bronchodilatateurs sont surtout administrés surtout par voie inhalée à tout âge [141].

-Le Salbutamol est le bronchodilatateur de premier choix en cas de crise d'asthme. Il soulage rapidement la gêne respiratoire : action débute en 5 minutes, pic d'action à 15 minutes. En pratique, la posologie du salbutamol en nébulisation intermittente est de

2,5mg/dose si poids $\leq$ 16 Kg et 2,5 et 5mg/dose si poids >16 Kg. En aérosol doseur pressurisé (ADP), à administrer toujours à travers une chambre d'inhalation, la posologie habituelle est de 3 à 5 bouffées/dose (maximum 10 bouffées/dose). Chaque bouffée d'ADP contient 100 mcg de salbutamol. Les ADP ou pompe ont la même efficacité que la nébulisation lorsque administrés à travers une chambre d'inhalation (Able Spacer®). Les séances de nébulisation sont à répéter à intervalle de 20 à 30 minutes. Ensuite les séances d'aérosolthérapies sont espacées progressivement toutes 3 ou 4 ou 6 heures en fonction de l'amélioration clinique. Le salbutamol en nébulisation continue une bonne alternative à la nébulisation intermittente aux soins intensifs. Néanmoins il nécessite un dispositif d'administration continue incluant une pousse seringue [144]. Le Salbutamol en inhalation de poudre sèche (Diskus®, Turbihaler®) est peu accessible dans notre contexte du fait de son coût élevé.

Les effets secondaires du salbutamol sont surtout observés en cas d'administration voie générale (orale, injectable) : tremblements, tachycardie, palpitations, perturbation du sommeil et la tachyphylaxie. Il existe aussi une susceptibilité individuelle.

Attention

Il est toujours préférable d'administrer l'AD avec une chambre d'inhalation comme Able Spacer®. Le salbutamol par voie générale (orale ou IV) est moins efficace que la voie inhalée et comporte beaucoup d'effets secondaires.

Le salbutamol par voie IV est réservé aux crises d'asthme grave sous surveillance stricte en réanimation.

-La Terbutaline, tout comme le salbutamol, est un béta-2-agoniste à courte durée d'action. Elle soulage rapidement l'obstruction bronchique. Elle est moins utilisée que le salbutamol à cause de ses effets secondaires tels que la nervosité, les maux de tête, les tremblements, les nausées, la tachycardie, l'arythmie cardiaque, les palpitations et l'hypokaliémie. Il est recommandé de l'administrer par voie inhalée. La posologie couramment administrée en nébulisation est de 250 mcg/dose pour les poids < 20 kg ; et 500 mcg/dose pour les poids ≥ 20 kg. Cette dose peut est répétée toutes les 20 à 30 minutes jusqu'à l'amélioration clinique. Les formes galéniques disponibles sont des dosettes de 1 mg/1ml. La voie générale est moins efficace et comporte beaucoup d'effets indésirables. Nous avons une expérience très limitée dans l'utilisation de la terbutaline en routine.

-Le Bromure d'ipratropium [145] [146] est un bronchodilatateur anticholinergique à courte durée d'action : délai d'action rapide entre 1 et 3 minutes, un pic d'action de 1heure 30 à 2 heures et une durée d'action de 4 -6 heures. Il est toujours administré par voie inhalée dans le traitement de l'asthme en adjonction avec le salbutamol dans les 24 à 48 premières heures de la crise. Les posologies habituelles sont standardisées : 0,25 mg/dose si poids du patient ≤ 30 Kg et 0,5mg/dose si poids > 30 Kg ; à répéter toutes les 4 à 6 heures jusqu'à obtenir une amélioration clinique.

Les effets indésirables potentiels de la terbutaline comprennent le dessèchement de la bouche, la vision floue, la rétention urinaire, la tachycardie et les effets sur le système nerveux central (céphalées, vertiges). Il existe certaines précautions d'emploi et/ou des contre-indications : glaucome, insuffisance rénale ou hépatique, hypertrophie bénigne de la prostate (adulte), allergie aux arachides et hypersensibilité à l'atropine.

-Le Sulfate de magnésium [147] [148] [146] est utilisé comme bronchodilatateur en milieu hospitalier dans la crise d'asthme aigu grave et/ou crise d'asthme compliquée. La voie d'administration du sulfate de magnésium est la voie intra-veineuse dans une perfusion lente. La surveillance de la tension artérielle et de la fréquence cardiaque est requise. La posologie du sulfate de magnésium est de 25 à 75 mg/Kg/dose (maximum : 1500 mg/dose) à diluer dans une perfusion de 100 ml de sérum salé isotonique ; à administrer en perfusion lente de 30 minutes à 1 heure ; à renouveler toutes les 6 à 8 heures selon l'état clinique du patient. Certains recommandent même d'administrer une dose starter de 75mg/kg dose initiale puis 50 mg/kg par dose toute les 6 à 8 heures.

Les principaux effets indésirables sont l'hypotension, la dépression respiratoire et l'hypomagnésémie. Les précautions d'emploi chez les patients atteints d'insuffisance rénale ou sous traitement digoxine [146].

-La Théophylline est une substance à effet bronchodilatateur par relaxation des muscles lisses bronchiques. Elle comporte beaucoup de toxicité et nécessite un dosage fréquent de la concentration sérique. Elle est réservée dans les crises d'asthme graves réfractaires en réanimation. Notre expérience avec la théophylline est très limitée.

Corticoïdes par voie générale

Les corticostéroïdes ne sont pas des bronchodilatateurs. Ils agissent sur la composante inflammatoire et potentialisent l'effet des bronchodilatateurs. Les corticoïdes par voie générale (oraux ou injectables) sont indiqués dans les crises d'asthme sévères ou exacerbations aigues. Ils doivent être administrés précocement et en cure courte (durée 3 à 5 jours). Les effets secondaires de la corticothérapie à long terme sont : obésité, ulcère gastrique ou gastrite, ostéoporose, retard sur la croissance staturale, hypertension artérielle etc…).

La voie orale est aussi efficace que celle intraveineuse [149] [146]. Les principales molécules utilisées en per os sont : prednisone, prednisolone, déxaméthasone. Par voie injectable nous citerons : la bétaméthasone et ou déxaméthasone, l'hydrocortisone et la méthylprednisolone. Les posologies sont variables en fonction du poids de l'enfant.

MÉDICAMENTS DU TRAITEMENT DE FOND

Les corticoïdes inhalés (CSI), les antileukotrienes, les béta2 mimétiques à longue durée d'action constituent la pierre angulaire du traitement de fond de l'asthme. Les biothérapies sont réservées à l'asthme sévère et ne seront pas développées dans cet ouvrage.

Corticoïdes inhalés [7,38]

Les corticoïdes inhalés (CSI) sont les médicaments les plus efficaces dans le traitement de fond de l'asthme. Ils sont en générale bien tolérés. Les CSI agissent directement sur la composante inflammatoire bronchique. Ils sont utilisés à des faibles doses (en microgramme : 1 mg =1000 microgrammes). Les présentations sont en général sous forme d'aérosol doseur pressurisé (ADP) ou de poudre sèche (Diskus®, Turbihaler®). Il s'agit en quelque sorte d'un traitement local. Les effets secondaires sont rares du fait d'une bonne déposition pulmonaire et d'une faible diffusion systémique (par rapport aux corticoïdes par voie générale) : toux ou irritative de la gorge, candidose buccale. Les principales molécules de CSI couramment utilisées sont : Dipropionate de beclomethasone HFA, Budesonide, Ciclesonide HFA, Fluticasone proprionate HFA, Fluticasone proprionate HFA, Budésonide nébulisation Les posologies peuvent varier selon les recommandations (se référer au tableau de l'**ANNEXE 4**) [150] [151].

Antileucotrienes [7]

A côté des CSI, les antileucotriénes (ATL) sont utilisés dans le traitement de fond de l'asthme. Ils agissent en bloquant les récepteurs des leucotriénes (LTC4, LTD4, LTE4). Ces derniers sont impliqués dans la physiopathologie de l'asthme [152]. La réponse aux antileucotriènes est très variable d'un patient à un autre (variabilité génétique). Certains patients ont une bonne réponse aux antileucotriènes en monothérapie dans le traitement de l'asthme. Alors que d'autres semblent avoir une meilleure réponse en association : CSI+ALT ou bien CSI+ALT+LABA) [153]. Les antileucotriènes sont très intéressants dans l'asthme induit par l'exercice physique (AIE) et les exacerbations aigues associées aux infections virales (asthme viral) chez l'enfant.

Bronchodilatateurs à longue durée d'action (BDLA)

Les BDLA n'agissent pas sur la composante inflammatoire de l'asthme. Ils ne sont pas utilisés en monothérapie chez l'enfant. Ils sont très intéressants lorsque prescrits en association : CSI+LABA ou CSI+BDLA+ALT [154]. La durée d'action des BDLAsest de 12 heures. Les principales BDLA les plus utilisés : le salmétérol et le formotérol. Le salmétérol a un début d'action rapide proche du salbutamol (environ 5 minutes) ; celui du formétérol est de 15 à 20 minutes.

Les effets secondaires des BDLA semblables à ceux du salbutamol. Les combinaisons thérapeutiques (BDLA et CSI) les plus connues et accessibles dans notre contexte sont : combinaison salmétérol et fluticasone (Sérétide®, Cyvax®) ; forméterol et fluticasone : Flutiform® ; forméterol et budosenide : Symbicort®. Les BDLA combinés aux CSI améliorent le contrôle de l'asthme à long terme particulièrement sur les symptômes nocturnes et la prévention de l'asthme d'effort.

Anticholinergiques à longue durée d'action (ACLA) et les cromoglycates

L'utilisation des anticholinergiques à longue durée d'action et les cromoglycates dans le traitement de l'asthme de l'enfant est peu recommandée.

Biothérapies [155]

Elles représentent l'avenir du traitement de l'asthme. Ils sont strictement indiqués dans l'asthme sévère (se référer à la définition de l'asthme sévère). Ce sont des médicaments synthétisés de façon biologique en ciblant les molécules spécifiques du système immunitaires impliqués dans la survenue de l'asthme (endotype). L'accessibilité aux biothérapies dans notre contexte reste encore très limitée du fait du coût élevé. Les principaux agents biologiques sont : omalizumab (anticorps monoclonal contre les IgE), dupilimab (anticorps dirigé contre le récepteur alpha de l'IL-4 bloquant les voies de transduction du signal activées par l'IL-4 et IL-13), mepolizumab (anticorps recombinant se lie sélectivement à l'IL-5 circulante empêchant son interaction avec la chaîne alpha de son récepteur), le benralizumab (un anticorps monoclonal humanisé recombinant dirigé contre le récepteur alpha de l'IL-5) et tezepélumab (anticorps monoclonal humain dirigé contre le TSLP).

Immunothérapie spécifique [156] [157]

L'immunothérapie spécifique (ITS) également appelée désensibilisation ou « vaccination allergénique », est un traitement qui vise à induire une tolérance à un allergène spécifique chez un patient allergique. Elle se fait par l'administration à des doses progressives et répétées d'extraits de l'allergène. Elle est indiquée dans les formes d'asthme avec sensibilisation aux acariens, aux pollens des graminées, aux poils d'animaux et quelques aliments.

L'ITS se fait par voie orale en sublinguale : Allergéne spécialement préparés pour un individu (APSI) en forme de goutte ou bien de comprimés (Grazax®, Acarizax®). La voie sous cutanée est pratiquement abandonnée. Leur coût élevé et leur disponibilité de l'immunothérapie constituent un réel frein à leur prescription routinière dans notre contexte.

TRAITEMENT DE LA CRISE D'ASTHME

KIT DE PRISE EN CHARGE DE LA CRISE D'ASTHME NON COMPLIQUEE

Nous proposons un Kit de prise en charge de la crise d'asthme ci-dessous dans les structures de prise en charge des enfants et des adolescents.

Kit de prise en charge de l'asthme

- Matériel d'aérosolthérapie :
  - Chambre d'inhalation avec masque adapté
  - Nébuliseur + Salbutamol solution nébulisation :
- Médicaments :
  - Salbutamol : pompe et solution pour nébulisation (dosettes 2,5mg/2 ml ou 5mg/2ml).
  - Bromure d'ipatropium (Atrovent®) : Ampoules : 0,25mg ou 0,5mg)
  - Corticoïdes : soit par voie orale (prednisone comprimée de 5 et 10 mg ; bétaméthasone gouttes) ou soit par voie intraveineuse (hydrocortisone, solumédrol ou bétamethasone).
  - Sulfate de magnésium (ampoules de 0,15g/ml)
- Oxymètre de pouls (Saturomètre), Tensiomètre (avec multiple brassard),
- Solutés pour perfusion (sérum salé, sérum glucosé) et des seringues (5 ou 10 ml).

ALGORITHME PRISE EN CHARGE CRISE D'ASTHME NON COMPLIQUEE

Une crise d'asthme non grave est une crise d'asthme qui ne comporte aucun critère de gravité ou une crise d'asthme score PRAM < 4.

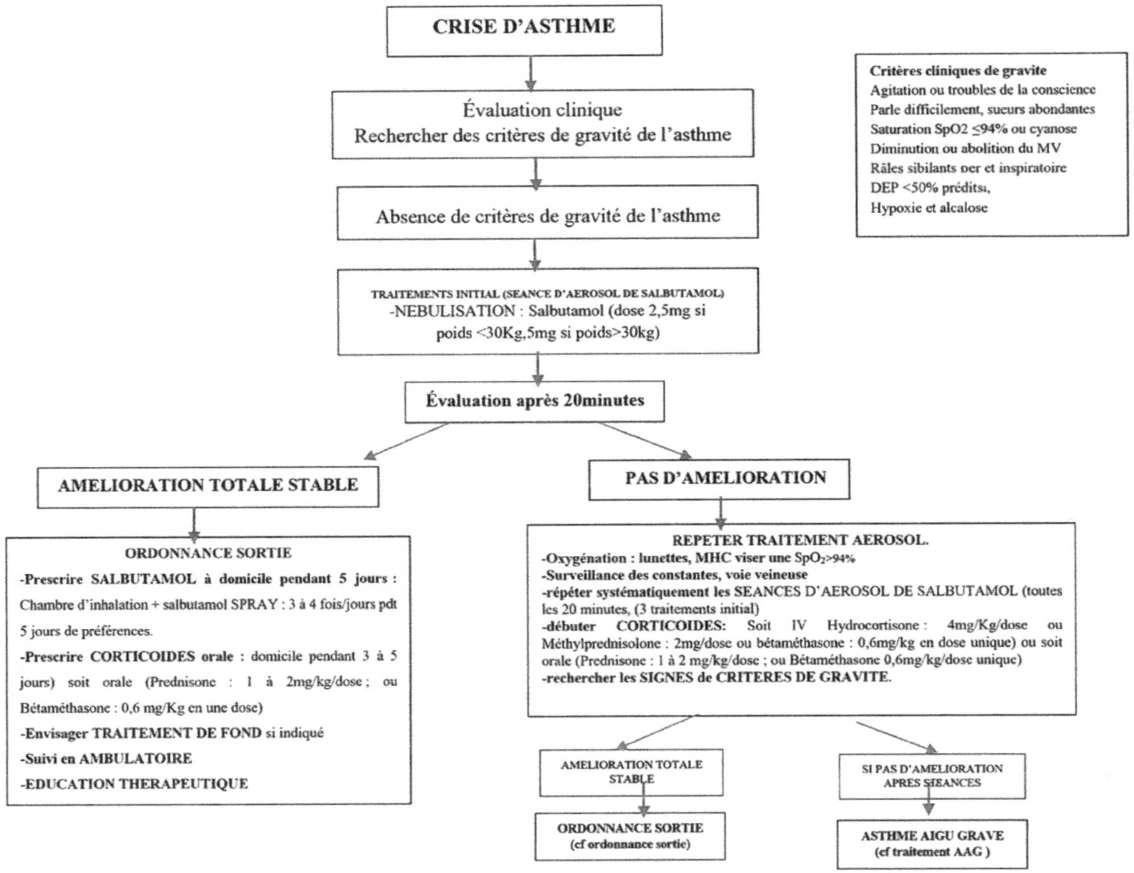

Algorithme prise en charge crise d'asthme non compliquee

Les nouvelles recommandations de la GINA destinées aux adolescents et aux adultes :

Elles intègrent dans l'approche du traitement de la crise d'asthme non grave chez les adolescents âgés de plus de 12 ans et les adultes les combinaisons thérapeutiques suivantes : corticostéroides inhalés (CSI) à faible dose et le Forméterol, ou bien CSI avec un BCDA. En anglais, cette approche est connue sous le nom de AIR pour dire *Anti-Inflammatory Reliever et de MART pour Maintenance* And *Reliever Therapy with ICS-Formoterol.*

QUELQUES PRINCIPES DE LA PRISE EN CHARGE ASTHME AIGU GRAVE

L'asthme aigu grave ou crise d'asthme grave est une urgence vitale. Sa prise en charge se fait dans une structure de référence hospitalière : réanimation, unité de soins intensifs. Il faut savoir reconnaitre rapidement et mettre en place un traitement en urgence. Nous ne donnerons que les grandes lignes de la prise en charge initiale de l'asthme aigu grave :

- Hospitalisation en réanimation ou soins intensifs,
- Patient mis en position ½ assise, Mise en place d'une voie veineuse et perfusion en majorant les apports hydriques,
- Arrêt alimentation jusqu'à amélioration,
- Surveillance continue avec moniteur (fréquence cardiaque, fréquence respiratoire, conscience et SpO2 conscience),
- Oxygéner le patient (lunette ou masque à haute concentration) et viser une $SpO_2 \geq 94\%$)
- Débuter rapidement :

o Séances d'aérosolthérapie de salbutamol toutes les 20 minutes ou en continu,

- Corticoïdes voies IV ou orale (à administrer précocement) : soit iv (hydrocortisone, ou méthylprednisolone ou bétaméthasone) ou soit orale (prednisone : bétaméthasone),
- Associer aérosol de bromure d'Ipratropium (toutes les 4 heures pendant 2 jours),
- Sulfate de magnésium en PERFUSION LENTE de 30 mn (surveillance tension artérielle, rythme cardiaque).
- Vérification glycémique et kaliémie et toujours demander avis.

SUIVI EN POST CRISE D'ASTHME [158]

Tout enfant ou adolescent ayant présenté une crise d'asthme doit bénéficier d'un suivi incluant une évaluation du niveau de sévérité (stade ou palier) ainsi que la recherche de facteurs de risque d'exacerbations. Ces éléments seront détaillés dans le sous chapitre consacré au traitement de fond.

Tout enfant hospitalisé pour crise d'asthme sévère doit systématiquement recevoir un traitement de fond, pour une durée minimale de 3 à 6 mois.

Les aérosols doseurs doivent toujours être utilisés avec une chambre d'inhalation. Une éducation thérapeutique est également indispensable.

TRAITEMENT DE FOND DE L'ASTHME

La mise en route du traitement de fond comporte des étapes successives : évaluation initiale, mise en route du traitement, évaluation du contrôle, suivi et ajustement du traitement.

ETAPE 1 : EVALUATION INITIALE [159] [7]

C'est une étape primordiale qui permet non seulement de classer l'asthme en stade (ou palier) de différentes gravités et mais aussi de rechercher les facteurs de risque d'exacerbation aigue de l'asthme.

Classification en Stade (Palier) de gravité de l'asthme [160]

La classification de la GINA en stade (Palier) de gravité croissante de l'asthme repose sur un interrogatoire minutieux : les symptômes diurnes (épisodes toux, de sifflements, de difficultés respiratoires), les symptômes nocturnes (réveils nocturnes liés à l'asthme), la fréquence d'utilisation des médicaments bronchodilatateurs, la limitation lors des activités physiques (c'est-à-dire pendant le sport, les hobbies, les jeux, les courses, les montées d'escaliers) comparativement à celui de ses pairs ou de ses frères et sœurs) ou activités scolaires (c'est-à-dire le nombre de jours d'absence à l'école lié l'asthme).

Pour les enfants d'âge préscolaire (0 à 4 ans) [160] qui sont en général incapables de faire une spirométrie, ils sont classés :

- stade 1 (ou palier 1) : lorsque les symptômes surviennent moins de deux fois par mois ;
- stade 2 (ou palier 2) : lorsque les symptômes surviennent deux fois par mois ou plus mais pas quotidiennement ;
- stade 3 (ou palier 3) : lorsque les symptômes surviennent la plupart des jours, ou éveil avec asthme une fois par semaine ou plus ;
- stade 4 (ou palier 4) : lorsque les symptômes surviennent la plupart des jours, ou bien des éveils nocturnes liés à l'asthme une fois ou plus par semaine.

Pour les grands enfants, à ces éléments cliniques, peuvent s'y rajouter les résultats de la spiromètrie (lorsqu'elle cette dernière est disponible et correctement exécutée). La présence d'une obstruction bronchique, en dehors des exacerbations aigues, classe le patient soit au palier 3 ou bien au palier 4. Le Tableau IX, ci-après, illustre les détails de la classification en stade pour les enfants de 4 à 11 ans [161]. Au-delà du stade ou Palier 4, il faut penser à l'asthme sévère dont nous avons vu la définition dans le chapitre de la classification de l'asthme.

Tableau IX : ***Approche suggérée pour la classification en palier initiale de l'asthme chez les enfants de 4 à 11 ans*** *[161].*

Stade 1 (Palier 1)	Stade 2 (Palier 2)	Stade 3 (Palier 3)	Stade 4 (Palier 4)
Présence de tous les éléments suivants :	**Présence d'un des éléments suivants :**	**Présence d'un des éléments suivants :**	**Présence d'un des éléments suivants :**
-Symptômes diurnes ≤ 3 fois par semaine	-Symptômes diurnes 3 à 6 jours par semaine	-Symptômes quotidiens d'asthme	-Symptômes quotidiens
-Absence de réveil nocturne	-Jusqu'à 4 réveils nocturnes par mois dus à l'asthme (mais pas plus d'un par semaine).	-Réveils nocturnes plus d'une fois par semaine mais non quotidiennement.	-Réveils nocturnes quotidiens
-Absence d'interférence sur les activités physiques	-Faible interférence sur les activités physiques normales	-Quelques limitations des activités physiques normales	-Limitation fréquente des activités normales due aux symptômes d'asthme.
-Utilisation des BDCA ≤ 2 jours par semaine	-Utilisation des BDCA pour des symptômes 3 à 4 jours/semaine	-Utilisation quotidienne des BDCA due à des symptômes	

Facteurs de risque d'exacerbation aigue d'asthme : [7] [97] [160]

Il est important d'identifier les patients asthmatiques qui présentent des facteurs de risque d'exacerbation aigue d'asthme suivants :

- un antécédent d'exacerbation aigue sévère et/ou d'hospitalisation pour asthme en réanimation ou aux soins intensifs pour asthme,
- une présence d'une multimorbidité atopique : l'obésité, les allergies alimentaires et la rhinite allergique sévère,
- un refus (ou mal-perception) des pompes ou un déni du diagnostic d'asthme,
- une exposition au tabagisme et à l'encens,
- une non-adhérence au traitement ou une non-maitrise de la technique d'inhalation.

N'est-ce pas à chacun son asthme !

La présence d'un ou de plusieurs facteurs de risque d'exacerbation augmente la survenue de crises sévères d'asthme. Cette réalité est fréquemment observée en pratique clinique.

Chaque patient présente en quelque sorte « son asthme ». Ainsi, un enfant ayant déjà fait une crise d'asthme aigue a tendance à reproduire des épisodes de sévérité comparable, en particulier en l'absence de traitement de fond adapté.

Par analogie, comme dans l'épilepsie où les crises sont souvent stéréotypées, l'asthme peut également évoluer selon un profil récurrent propre à chaque patient.

Il est donc essentiel que les patients classés stades 3 et 4 bénéficient d'une consultation spécialisée et d'un traitement de fond. Par ailleurs, la présence de facteurs de risque d'exacerbation aigue constitue un argument majeur pour initier ce traitement de fond.

ETAPE 2 : MISE EN ROUTE DU TRAITEMENT DE FOND [158] [162] [7,160] [39]

Choix du traitement de fond

Les corticostéroïdes inhalés (CSI) sont le traitement de fond les plus efficaces de l'asthme. Les patients classés stade 1, un traitement bronchodilatateur à la demande est souvent suffisant. A partir du stade 2, la mise sous traitement de fond se justifie largement : soit CSI seul ou bien parfois un antileucotriène. La présence de facteurs de risque d'exacerbation aigue constitue également un argument robuste pour instaurer un traitement de fond ; ceci quel que soit le stade de classification. A partir du stade 3 et 4, un avis spécialisé est nécessaire. La figure 5 (ci-après) illustre les différents schémas proposés pour les enfants de 5 à 12 ans [64]. Les guidelines de la GINA contiennent toutes les propositions thérapeutiques en fonction de l'âge [38].

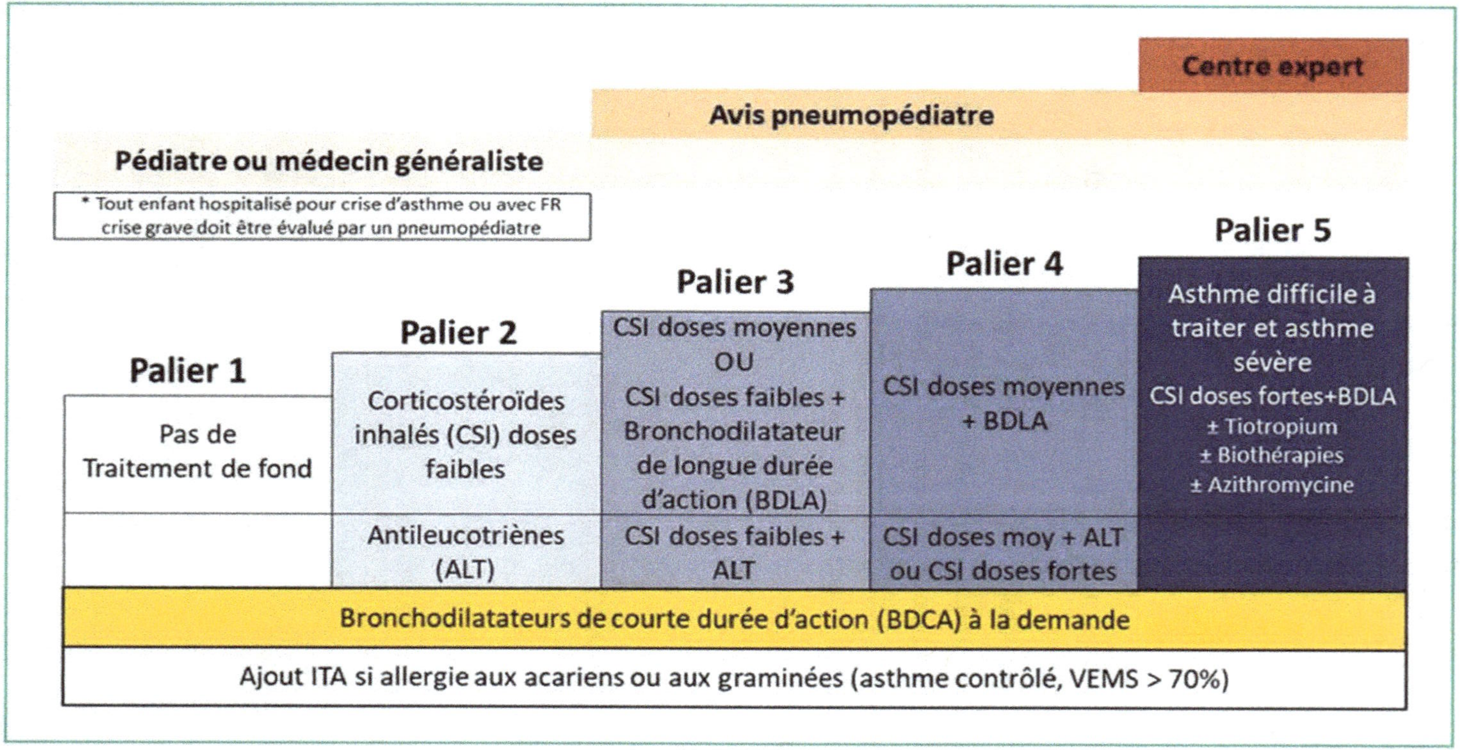

Figure 5 : Stratégies thérapeutiques du traitement de fond et du suivi de l'asthme de 6 à 12 ans (référence Sp2A)

« Stratégie thérapeutique » ou « escalade thérapeutique »

Par « stratégie thérapeutique », il faut comprendre le niveau de dose de CSI (faible, modérée ou élevée) avec lequel on débute le traitement de fond. L'habitude de prescription, l'expérience et/ou de la préférence du praticien y sont souvent pour quelque chose. Il est crucial de tenir compte du coût, de l'accessibilité des médicaments et dispositif adapté. A titre d'exemple, les dispositifs d'aérosol doseur (pompe ou spray) avec une chambre d'inhalation peuvent être prescrits à tout âge. Alors que les dispositifs avec poudres seches d'inhalation d'inhalation (Diskus®, turbihaler®) sont réservées aux enfants et adolescents capable de bien les manipuler à partir de l'âge de 10 - 12 ans.

Deux stratégies sont surtout utilisées : « up and down » ou soit « down and up ».

- le « down and up » consiste à débuter par des doses faibles à moyennes de CSI. Les doses sont adaptées en fonction du niveau de contrôle.
- le « up and down », cette stratégie dite « parachute » consiste à d'emblée débuter le traitement de fond avec des doses moyennes à élevées de CSI jusqu'à obtenir un bon contrôle de l'asthme. Ensuite, la dose est diminuée progressivement jusqu'à obtenir une dose minimale permettant une maitrise de l'asthme.

En présence de facteurs de risque d'exacerbation aigue, ou bien au stade 4 ou parfois 3, le choix de la stratégie « up and down » se justifie clairement. Quel que soit la stratégie adoptée, le traitement de fond nécessite un suivi régulier et un ajustement jusqu'à obtenir la dose minimale nécessaire pour un bon contrôle de l'asthme.

Education thérapeutique « initiale »

Dès la prescription, une démonstration de la technique d'inhalation est indispensable, notamment avec l'utilisation de la chambre d'inhalation. L'utilité de chaque dispositif doit être expliquée (pompe bleue en cas de crise d'asthme, pompe du traitement de fond etc.). Les facteurs déclenchants ainsi que les signes d'alerte doivent également être précisés.

Cette démarche constitue en quelque sorte « une règle d'or » de notre pratique. Il est demandé aux parents d'apporter les médicaments et les dispositifs médicaux prescrits afin de réaliser une démonstration pratique de la technique d'inhalation et de clarifier le rôle de chaque dispositif afin d'éviter toute confusion.

Durée du traitement de fond

La durée exacte du traitement fond de l'asthme n'est pas connue à moins d'avoir une « boule magique ». Cette question est souvent posée par les parents. Il n'y a pas de consensus clair dans la littérature. Certains parlent d'une durée minimale de traitement de fond de 3 à 6 mois après un bon contrôle de l'asthme. L'expérience du praticien et sa capacité à encourager les parents à comprendre la nécessité de poursuivre le traitement de fond sont des atouts importants. Attention chez les adolescents, il faut tenir compte des résultats des fonctions pulmonaires (lorsque disponible) et la tolérance de 'enfant à l'effort physique. Le traitement de fond doit être poursuivi au mieux jusqu'à la normalisation des explorations fonctionnelles respiratoires, même si cliniquement l'asthme semble être bien contrôlé. Cela permet d'éviter le handicap respiratoire à l'âge adulte.

ETAPE 3 : ÉVALUATION DU CONTROLE DE L'ASTHME

Une fois le traitement mis en route, il est nécessaire d'avoir un suivi régulier du patient et surtout évaluer la réponse du traitement de fond. En cas d'asthme non contrôlé, il faut s'assurer d'une bonne adhérence au traitement, d'une bonne technique d'inhalation) et ajuster le traitement le traitement de fond. Le test de contrôle de l'asthme permet une auto-évaluation du contrôle de l'asthme.

ETAPE 4 : AJUSTEMENT DU TRAITEMENT DE FOND

Calendrier de suivi

Une fois le traitement de fond initié une première visite de suivi est effectuée 4 à 6 semaines après le début du traitement de fond et d'autres visites tous les 3 à 4 mois. On peut se permettre après une ou 2 visites régulièrement et un bon contrôle d'espacer les rendez-vous de suivi voire tous les 6 mois selon la réponse thérapeutique. Chaque visite est une occasion d'évaluer : le contrôle de l'asthme, de vérifier les techniques d'inhalation, les effets indésirables du traitement (rares), les comorbidités, la satisfaction des parents, et les facteurs de risque d'exacerbation de l'asthme. Il faut aussi encourager et avoir une bonne écoute pour identifier les besoins et craintes des parents.

Ajustement du traitement du fond

L'évolution de l'asthme est dynamique : variabilité des symptômes dans le temps. C'est-à-dire un patient peut passer d'un niveau de contrôlé à un autre. Le traitement de fond sera ajusté régulièrement en fonction de la réponse thérapeutique, de l'observance du traitement, de l'acceptante des parents, de la technique d'inhalation adaptée, de la tolérance, des effets secondaires, de l'évolution clinique et du changement de stade. L'objectif visé ici est de contrôler l'asthme avec un minimum de médicament pour limiter les effets secondaires, le coût des médicaments. Les patients non contrôlés doivent faire l'objet d'un avis ou d'une spécialiste de l'asthme.

Surveillance du traitement de fond

Le traitement de fond de l'asthme sera ajusté régulièrement en fonction de la réponse thérapeutique, de l'observance du traitement, de l'acceptance des parents, de la technique d'inhalation adaptée, de la tolérance, des effets secondaires, de l'évolution clinique et du changement de stade. Insister sur les rendez-vous de suivi.

ETAPE 6 : PRISE EN CHARGE DES COMORBIDITES [7]

Toutes les comorbidités doivent être prises en compte pour améliorer la qualité de vie du patient. Pour ne pas paraitre prétentieux nous allons décliner les grandes lignes de leur prise en charge.

Rhinite allergique [163]

Les recommandations de l'ARIA mettent l'accent largement sur les mesures d'éviction environnementales (acariens, moisissures, tabac, encens) et le traitement médicamenteux (antihistaminique oral, corticostéroïde intranasal et/ou des antileucotriène). Un avis ORL et/ou allergologique est nécessaire dans pour les formes modérées à sévères persistantes.

Allergies alimentaires

Les mesures strictes d'éviction des aliments en cause sont éditées avec un projet d'accueil individualisé (PAI) à l'école. Pour les patients à risque d'anaphylaxie, une prescription d'auto-injecteur d'adrénaline (Epipen®, Anapen®) est largement justifiée **[164]**.

Dermatite atopique

Le traitement topique consiste à bien hydrater la peaux avec des émollients (à pH neutre), usage de savons surgras, à une application de de dermocorticoïdes locaux sur les lésions d'eczéma **[165]**. Un suivi dermatologique permet d'avoir un meilleur contrôle de la DA. Les conseils d'hygiènes corporelles classiques (éviter le filet de bain, éviction des savons parfumés, ne pas frotter sa peau lors des bains, proscrire les poudres, les talcs, les huiles ou produits végétaux sur la peau.

Obésité

La prise en charge de l'**obésité** est complexe **[166]**. La majorité des interventions basées sur la perte de poids et/ou les régimes alimentaires stricts sont très difficiles à suivre chez les enfants et même les adultes avec des résultats souvent ambigus.

Conseils pratiques pour lutter contre le surpoids ou l'obésité chez les enfants et adolescents

iter de commettre l'erreur de se focaliser sur le poids de l'enfant : rester xible et s'adapter à l'environnement du patient et de sa famille ;

couráger l'enfant à participer aux activités récréatives quotidiennes, la rcher régulièrement, à faire les courses ensemble, jouer (avec les amis et hors …) ;

miter les boissons sucrées, « junk-food » ou fastfood, les aliments trop gras ….

courager la pratique régulière d'activité physique progressive (45 à 60 nutes par jour au moins 3 à 4 fois par semaine) : football ou basket (amis dans la rue), natation, jeux aérobiques, marche, danse, trottinette à micile, sport à domicile etc…

lapter les activités physiques scolaires selon sa tolérance.

iter la marche lors des sorties en lieu et place de la voiture, prendre les caliers

scrire l'enfant dans une activité sportive lorsque l'asthme est contrôlé : atation, arts martiaux, football, basketball, gymnastique, danse, randonnée, tivité plein air etc…

miter la sédentarité c'est-à-dire les périodes d'inactivités physiques comme temps d'exposition aux écrans (smartphone, la télévision, les tablettes, ayStation etc…) maximum 2 heures par jour.

nforcer l'estime de soi avec un bon soutien psychologique.

PRÉVENTION ET CONTROLE DE L'ENVIRONNEMENT

Le contrôle de l'environnement permet de limiter les facteurs d'exposition environnementale. Les mesures générales d'éviction suivantes peuvent contribuer à améliorer l'environnement :

LUTTE CONTRE LES ACARIENS

Image 9 : Les acariens (ou dermatophagoïdes) sont des êtres vivants, invisibles à l'œil nu (taille 0, 1 à 0,5 mm) [167], retrouvés partout dans les habitations. Ils prolifèrent dans un environnement humide et chaud. Ils se nourrissent principalement de cellules de peau morte et de matières organiques. On les retrouve dans les poussières de maisons, la literie, les tapis, les moquettes, des oreillers, literie ; les livres ; les meubles rembourrés ; les rideaux, les vêtements et les jouets et peluches etc….

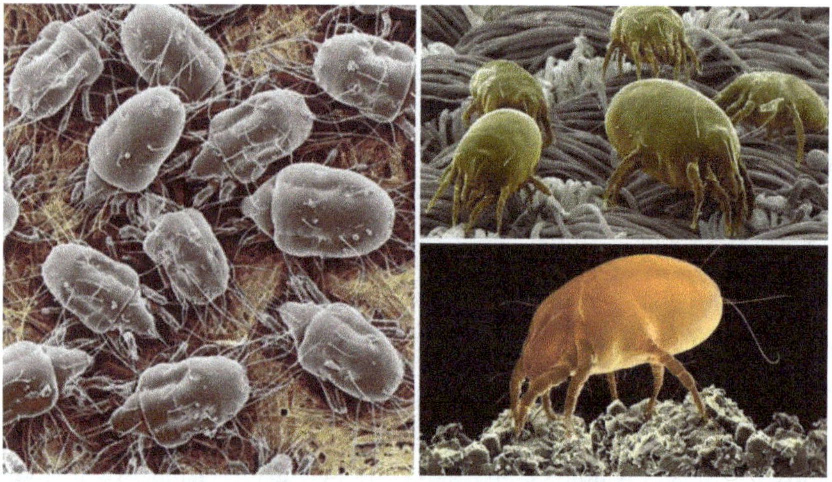

Conseils pratiques pour éliminer les acariens
- Aérer les habitats quotidiennement, au minimum 15 à 30 minutes/jour, pour renouveler l'air ambiant intérieur. - Contrôler et maintenir l'humidité dans les habitats entre 30 et 50% - Eviter les tapis, moquettes, les meubles rembourrés ou en tissus. - Privilégiez les meubles en cuir ou en vinyle, les rideaux et les tapis en textile lavable. - Laver la literie régulièrement : draps, les taies d'oreiller et les housses de couette régulièrement tous les 2 à 3 jours. - Aspirer et nettoyer fréquemment au moins une fois par semaine les tapis, les moquettes, les meubles, les dessous des lits etc… - Utiliser au besoin des housses antiacariennes, parfois les purificateurs d'air et les détergents antiacariens peuvent aider à éradiquer le plus possible.

Image 10 : Les moisissures sont des champignons invisibles à l'œil nu (microscopiques) présents aussi bien dans la nature que dans nos logements. Ils se développent dans les endroits mal ventilés et humides. Elles favorisent la survenue de maladies allergiques et respiratoires ou aggraver une maladie respiratoire préexistante comme l'asthme.

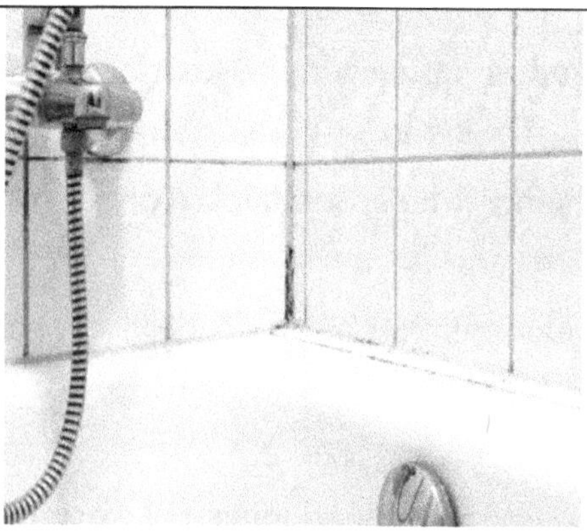

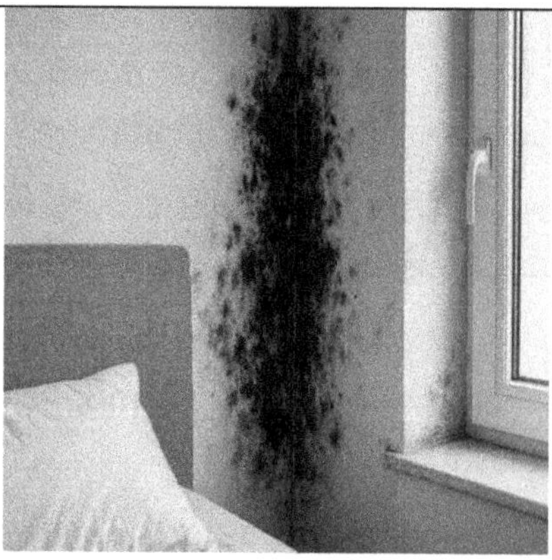

Conseils pratiques pour éliminer les moisissures :

-Aérer et ventiler votre logement pour renouveler l'air en moyenne 10 à 15 minutes chaque jour,

- Assurer une bonne aération et ventilation des salles de bain,

- Contrôler l'humidité dans les habitats (entre 30 et 50%),

-Entretenir les appareils de ventilation et de climatisation.

-Eviter les fuite d'eau

-Nettoyage rapide des moisissures (avec précaution pour éviter de les inhaler)

ÉVICTION DU TABAGISME PASSIF ET DU TABAGISME ACTIF CHEZ LES ADOLESCENTS

Image 12 : Le tabagisme aggrave l'asthme et favorise la survenue d'exacerbation aigue grave.

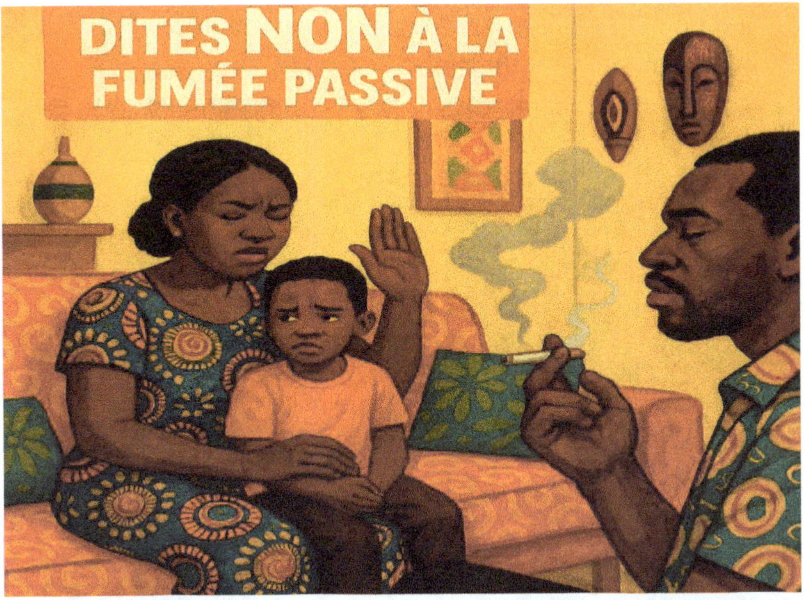

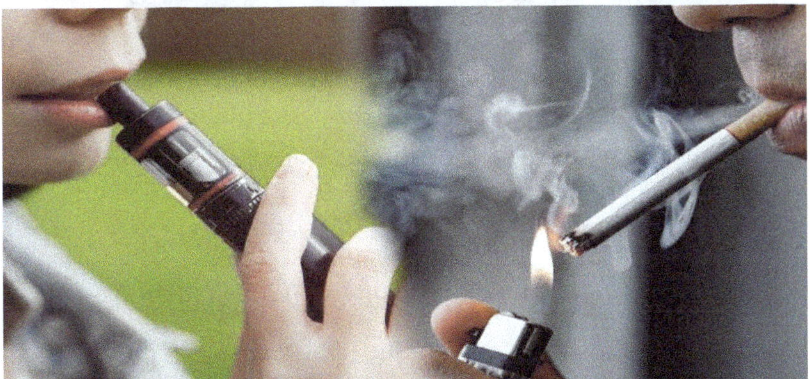

Prévenir le tabagisme actif (cigarette électronique, cannabis, herbe, chicha ou tabac…) chez les adolescents par sensibilisation précoce sur le danger.

Prévenir le tabagisme passif : ne pas fumer à domicile, dans la voiture, dans les espaces publiques même en l'absence de personnes tierces.

EVICTIONS CONTRE LA FUMEE D'ENCENS

Image 11 : Le « *thiouraye* » ou l'encens est une pratique culturelle, traditionnelle et religieuse très courante en Afrique de l'Ouest et au-delà. Elle est associée à la survenue de crise d'asthme et d'exacerbation aigue d'asthme.

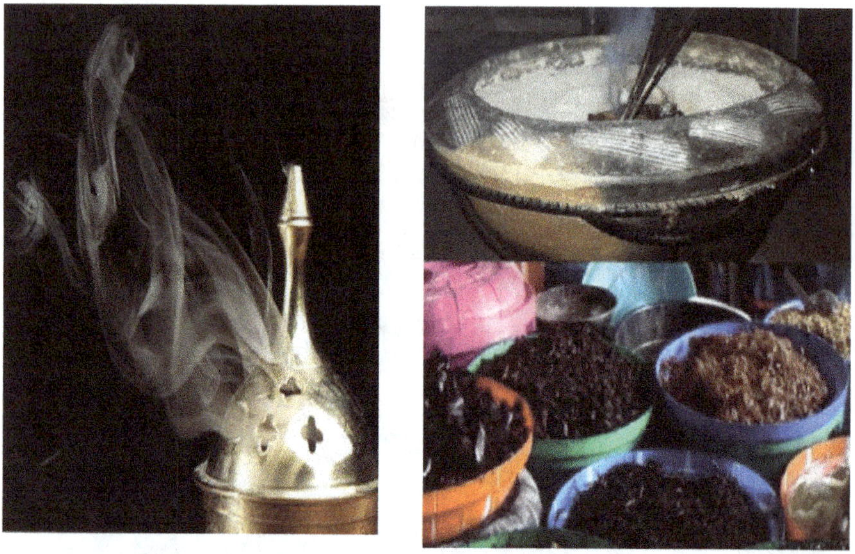

Éviction stricte de l'encens dans toutes ces formes de même que les huiles essentielles, peinture fraiche, les diluants, désodorisants, les produits répulsifs des moustiques fumants qui sont tous des irritants des voies aériennes.

MESURES D'EVICTION D'EXPOSITION AUX POLLENS

Un suivi du calendrier pollinique est nécessaire pour éviter une exposition aux pollens des arbres et des graminées en automne et au printemps pour les cas d'asthme avec allergie aux pollens.

Messages clés à retenir du chapitre

- L'aérosolthérapie ou traitement inhalé est voie la plus rapide et plus efficace pour le traitement des maladies respiratoires en particulier de l'asthme.
- Le salbutamol est le bronchodilatateur de choix pour le traitement de la crise d'asthme. Les corticoïdes par voie générale doivent être administrés précocement en cas de crise d'asthme sévère.
- Tout enfant classe stade 2 ou plus et/ou en présence de facteurs de risque d'exacerbation aigue doit être mis systématiquement sous traitement de fond selon les recommandations de la GINA.
- La chambre d'inhalation est un dispositif qui favorise une meilleure déposition bronchique des aérosols. Il doit être prescrit en cas d'utilisation des pompes ou sprays.
- Les comorbidités atopiques doivent être pris en compte dans la prise en charge globale de l'asthme.

CHAPITRE XIV

ACTIVITÉS PHYSIQUES/ SÉDENTARITÉ ET ASTHME

Tout mouvement corporel qui entraine une augmentation des dépenses énergétiques est une activité physique [168] [169]. Les activités physiques jouent un rôle essentiel dans la prévention et la prise en charge de l'asthme. Elles contribuent à améliorer la capacité respiratoire, la condition physique générale et la qualité de vie des patients.

La sédentarité en revanche (ou la faible activité physique) constitue un facteur aggravant car c'est un mode de vie caractérisé par le fait de passer plus de temps en position allongée ou assise. Les comportements sédentaires sont très fréquents avec notre mode de vie actuel : 8 enfants sur 10 passent 2 heures et plus par jour devant un écran [170].

NIVEAUX D'ACTIVITÉS PHYSIQUES

Les activités physiques peuvent être classées selon leur intensité énergétique. L'équivalent métabolique de la tâche (MET) est l'unité de mesure de l'intensité des activités physiques : 1 MET correspond au niveau de dépense énergétique au repos (ou bien en position assise à lire, devant un écran) [171] [172]. On distingue les activités physiques d'intensité légère ou faible ($<3,0$ MET), modérée (entre 3,0 et 5,9 MET) et vigoureuse ($\geq 6,0$ MET).

- Exemples de types d'activités physiques d'intensité modérée : la marche d'un pas vif (5 et 6,5 km/h), la randonnée, la danse de salon, une balade à vélo, le jardinage, les travaux ménagers et domestiques, la cueillette, les jeux, petites courses, sortir son animal domestique, bricoler sont considérés comme des activités d'intensité modérée.

- La course rapide, la marche d'un pas rapide (plus de 6,5 km/h), grimper une côte à vive allure, monter les escaliers à vive allure, le vélo rapide (plus de 20 km/h), l'aérobic, la natation à vive allure, la pratique de sports et de jeux de compétition comme le football, volleyball, rugby, hockey, basket sont des activités d'intensité vigoureuse.

BÉNÉFICES ET RECOMMANDATIONS

BENEFICES SUR LA SANTE GLOBALE [173].

La pratique régulière d'une activité physique présente de nombreux bénéfices pour la santé et le bien-être :

- une amélioration de la forme physique (fonction cardio-respiratoire, force musculaire et endurance), de la santé cardio-métabolique (pression artérielle, dyslipidémie, glucose et insulino-résistance, réduction surpoids et obésité), de la santé des os, de la santé mentale (bien-être psychosocial, réduction symptômes de dépression et de l'anxiété),
- et une augmentation des performances cognitives (rendement scolaire, performances académiques) [173].

La sédentarité favorise le déconditionnement physique, la dépression, la survenue de maladies cardio-vasculaires, le surpoids et/ou obésité. Toutes ces conditions en particulier l'obésité sont des facteurs de risque de gravité et de persistance de l'asthme.

BENEFICES SUR L'ASTHME

De nombreuses études ont démontré en plus des bénéfices ci-dessus, la pratique de l'activité physique est associée chez les patients asthmatiques à un meilleur contrôle de la maladie et à une amélioration de la qualité de vie des patients asthmatiques [174] [175].

Recommandations sur la pratique de l'activité physique

Les enfants et les adolescents devraient pratiquer au moins 60 minutes d'activité physique d'intensité modérée à soutenue par jour.

Il est également recommandé de limiter leur temps de sédentarité, notamment le temps de loisir passé devant les écrans a moins de 2 heures par jour [172].

CHOIX DESACTIVITES PHYSIQUES

Les enfants asthmatiques peuvent pratiquer la majorité des activités physiques, à condition que celles-ci soient adaptées à leur condition et à leur niveau de contrôle de la maladie. Toutefois une évaluation médicale préalable est indispensable pour certains types d'activités d'intensité élevée, la plongée sous-marine ou les compétitions.

La natation est un sport complet et très adapté pour les enfants asthmatiques car elle expose à moins de pollution. Toute dépense énergétique est la bienvenue du moins que l'enfant se sent bien et tolère bien. L'attitude pratique est de mettre en avant l'aspect ludique et pratique. Donc nous conseillons la natation, au même titre que les arts martiaux, le football de quartier, les rollers, le patinage, la danse, le vélo, la danse, le basket etc…

La meilleure activité sportive est celle qui peut être pratiquée régulièrement, accessible, selon la préférence et la tolérance, sans exclusion. Toutefois certaines conditions et règles sont à respecter.

Précautions à prendre chez les enfants et adolescents asthmatiques pour pratiquer de façon sécuritaire l'activité physique d'intensité vigoureuse et ou lors de compétitions

- S'assurer du bon contrôle de l'asthme (traitement de fond respecté, maîtrise technique d'inhalation),
- Se soumettre à une évaluation médicale (examen clinique), test physique (test de Ruffier) **et/ou** ECG parfois nécessaire
- Avoir à portée une trousse d'urgence comportant un bronchodilatateur (salbutamol ou DBLA+CSI) au cas où la crise survenait pendant ou juste après l'exercice physique.
- Éviter les périodes de pic de pollution (aérobic), endroits pollués (poussière, fumée) ou avec des moisissures,
- S'échauffer au moins 15 à 30 minutes avant de débuter l'activité physique, bien écouter son corps et ne pas forcer.
- Interrompre l'activité physique à la moindre gêne à l'effort ou crise d'asthme et prendre un bronchodilatateur selon les recommandations de votre médecin (BDCA ou association BDLA+CSI),
- Prendre une prémédication préalable de bronchodilatateur (30 minutes à 1 heure avant le début de l'activité physique, sous prescription médicale peut aider à prévenir les symptômes de l'asthme induit à l'effort.

Messages clés à retenir du chapitre

- L'asthme n'est pas une contre-indication à l'activité physique, en dehors de la plongée sous-marine.
- La pratique régulière d'activité physique est fortement recommandée chez les enfants asthmatiques selon leur tolérance : marche course, vélo, trottinette, football de rue….
- Elle favorise un meilleur contrôle de l'asthme et une amélioration de la qualité de vie et de la condition cardio-respiratoire.
- Les efforts physiques doivent être adaptés selon leur capacité et surtout la tolérance de l'enfant : commencer progressivement en cas de fatigue ou de symptômes savoir s'arrêter, ne pas forcer.
- Un encadrement et une éducation thérapeutique sont essentiels pour les activités d'intensité vigoureuses et les hautes compétitions.
- L'asthme induit par l'exercice physique nécessite une prémédication adaptée : LABA +CSI ou salbutamol, antileucotriène après avis médical.

CHAPITRE XV

ÉDUCATION THÉRAPEUTIQUE

L'éducation thérapeutique du patient (ETP) est une partie intégrante du parcours des soins des patients atteints de maladies chroniques. Elle constitue un « processus d'apprentissage continu et de soutien psychosocial permettant au patient une meilleure gestion de la maladie et de son traitement au quotidien ». L'ETP est réalisée par des professionnels de santé préalablement formés.

BÉNÉFICES DE L'ÉDUCATION THÉRAPEUTIQUE [176] [177] [178] [179]

L'ETP permet notamment :

- une amélioration de la qualité de vie avec un meilleur contrôle de l'asthme (réduction des symptômes et de la limitation des activités physiques quotidiennes),
- une meilleure observance et adhésion au traitement de fond,
- une diminution des exacerbations, se traduisant par une réduction nombre de consultations aux urgences et des hospitalisations liées à l'asthme
- et enfin une réduction du coût global de la prise en charge de l'asthme.

ACTIVITÉS D'ÉDUCATION THÉRAPEUTIQUE [159] [39] [180]

Les activités d'éducation thérapeutique peuvent être réalisées individuellement ou en groupe, notamment dans le cadre des écoles de l'asthme. Elles doivent être menées dans un langage clair, précis et accessible aux patients et/ou l'entourage familial. Le recours à des supports visuels peut faciliter la compréhension. Ces activités couvrent généralement quatre domaines principaux.

DOMAINE DES CONNAISSANCES SUR L'ASTHME

Objectifs	Renforcer la compréhension de l'asthme par les patients et leur entourage
Méthodologie	- Qu'est-ce que l'asthme ? o Maladie respiratoire liée à une inflammation chronique des bronches. o Les bronches des patients asthmatiques sont très sensibles et réagissent de manière excessive à des stimulations ». - Comment se manifeste l'asthme ? o Par des symptômes respiratoires : difficultés respiratoires, toux, sifflement, essoufflement à l'effort ; des rhumes à répétitions avec poitrine chargée. Elles sont communément appelées crise d'asthme aigue. - Qu'est ce qui déclenche la crise d'asthme ? Changement de climat, poussière de maison, pollution, parfois l'effort physique, exposition à la fumée (tabac, cigarette électronique, encens, vapotage). - Comment se traite l'asthme ? : Le traitement repose sur l'utilisation de dispositifs inhalés « pompes » : o pompes bleues « bronchodilatateurs (salbutamol) » soulagent rapidement les symptômes de l'asthme donc la crise. o pompes « rouges, orange, blancs rouges, ou marrons» agissent sur l'inflammation des bronches (corticoïdes inhalées), donc aident à contrôler l'asthme. o La chambre d'inhalation facilite la déposition des médicaments (sprays) dans les bronches. Les traitements traditionnels et les sirops ne sont pas efficaces pour traiter l'asthme.

GESTION CRISES D'ASTHME ET/OU EXACERBATIONS AIGUES D'ASTHME

Objectifs	- Reconnaitre les signes de gravité de l'asthme (connaissance et aptitude) - Maitriser la technique d'utilisation de la chambre d'inhalation et/ou les dispositifs d'inhalateur prescrit (adolescent et grands-enfants). Appliquer le plan d'action clair.
Méthodologie	- Aider à reconnaitre la crise d'asthme : o signes habituels : survenue d'une gêne respiratoire, essoufflement, toux récurrente, sensation d'oppression thoracique, o signes de gravité de la crise : « difficultés à parler », « trop essouffler » ; agitations, sentir trop fatigué ; « transpirer beaucoup ». - Démonstration pratique de la technique d'inhalation pompe avec la chambre d'inhalation (compétence pratique) : o Enlever le capuchon, bien secouer la pompe, puis insérer la pompe dans l'extrémité distale de la chambre d'inhalation, appliquer le masque facial (jusqu'à 6-7 ans) ou l'embout buccal, appuyer sur la pompe une fois, laisser le patient respirer (5 inspirations ou 10 secondes), ainsi de suite jusqu'au nombre de bouffées prescrites, laisser le patient bien respirer pendant une dizaine de secondes. Entretien de la chambre d'inhalation : nettoyer la chambre avec de l'eau tiède et un lave-vaisselle, laisser sécher à l'air libre, puis garde dans un sachet. - Explication, démonstration et pratique technique d'inhalation dispositifs Diskus ou Turbihaler (compétence pratique) o Technique : tenir droit le dispositif, ouvrir et armer jusqu'au clic (Diskus®) ou tourner la turbine clique et clac (Turbuhaler), insérer l'embout dans la bouche entre les lèvres, puis inhaler profondément et retenir leurs souffles pendant 5 à 10 secondes, se rincer un peu la bouche après. o Des vidéos de tutoriels sont disponibles gratuitement

youtube.com (mot de recherche : vidéo utilisation able spacer® ou dikus®, Turbihaler®) pour aider à bien prendre son inhalateur.

Méthodologie - Explication les détails du plan d'action : document personnalisé rédigé par le médecin traitant (pneumologue ou pédiatre ou allergologue) remis au patient lui permettant au patient de mieux gérer ses crises d'asthme.

o Il comporte des actions à entreprendre pour adapter son traitement, selon que le patient soit dans la « zone verte », « zone orange » ou et « zone rouge ».

o Les modèles de plan d'action doivent être adaptés aux contextes socio-culturels.

Attention : le contexte socio-culturel (société oratoire) et le niveau d'instruction de certains parents peuvent constituer un frein à leur utilisation correcte. Nous privilégions surtout la compréhension verbale, la répétition des gestes, et les mots pour éviter toute confusion en plus des prescriptions clairement établies.

PREVENTION DES CRISES D'ASTHME ET/OU EXACERBATIONS AIGUES ET LES CRISES D'ASTHME

Objectif Connaitre les facteurs qui déclenchent les manifestations aigues de l'asthme

Méthodologie - Discussion et entretien verbal avec images à l'appui parfois

o Identifier ensemble avec le patient (et/ou les parents) les différents facteurs et /ou les situations qui déclenchent la crise d'asthme afin de les éviter.

o Éviter l'exposition à la fumée de tabac ++++ et de l'encens

-Insister sur la nécessité d'adhérer au traitement de fond

AUTO-EVALUATION DE L'ASTHME

Objectif Maitriser les outils d'auto-évaluation de l'asthme (compétence) pour ajuster le traitement selon le besoin

Méthodologie - Utilisation des outils d'autoevaluation de l'asthme :
o Test de contrôle de l'asthme (TCA) est un questionnaire simple d'autosurveillance de l'asthme à domicile.
o Débitmètre de pointe ou Peak flow meter : C'est un petit appareil portatif simple avec lequel le patient peut mesurer son DEP, c'est-à-dire le souffle. C'est l'équivalent du « glucomètre » chez le diabétique. Les grands enfants et les adolescents peuvent l'utiliser pour évaluer et suivre l'évolution de leur souffle.

SOUTIEN PSYCHOLOGIQUE

Objectif Limiter l'impact psychosocial négatif de l'asthme sur le patient et son entourage

Méthodologie - Adopter une écoute bienveillante et empathique
- Recourir, si nécessaire, à l'accompagnement de psychologues ou de travailleurs sociaux spécialisés afin d'améliorer la qualité de vie globale des patients asthmatiques. Car l'asthme est une maladie chronique avec un impact psychosocial non négligeable, tant sur le plan émotionnel que mental pour les patients et leurs familles.
Certains enfants (et/ou les parents) peuvent éprouver de la peur et de l'anxiété liées aux crises d'asthme, aux hospitalisations, à la phobie des pompes, au coût des médicaments, ainsi qu'aux absences répétées à l'école ou au travail.

PHOBIE DES POMPES

La « phobie des pompes » constitue un frein réel à l'acceptation à du traitement inhalé, et donc à l'adhésion thérapeutique. Elle est observée aussi bien dans des contextes traditionnels que modernes et représente une source d'angoisse importante pour certains parents.

Elle repose souvent sur des idées préconçues et des croyances erronées, largement diffusées dans l'entourage des patients.

EXEMPLES D'IDEES PRECONÇUES ET DE FAUSSES CROYANCES

Dans notre pratique, de nombreux patients et parents rapportent des discours attribués à un « ON » indéfini, qui façonne leur perception des traitements :

- **« On m'a dit que si mon enfant commence les pompes, il deviendra dépendant à vie »** ; ce qui conduit à un refus du traitement.

- **« On m'a dit que les pompes abîment les poumons »**

- **« On m'a dit que dès qu'on commence les pompes, c'est pour toujours ».**

- **« On m'a dit que si tu n'as pas ta pompe pendant une crise, alors que tu as l'habitude de l'utiliser, tu risques de mourir ».**

Lorsque l'on interroge l'origine de ces propos, le « ON » renvoie le plus souvent à des figures de proximité en qui on peut faire confiance : un grand parent, une tante, une voisine, un parent, ou parfois une source indéterminée.

EXEMPLES « D'HISTOIRES DE TRAITEMENTS MIRACLES »

Certains parents rapportent des récits de « traitements miracles » transmis par des proches ou par un « ON » indéfini :

- **« Boire des urines de lion permettrait de guérir l'asthme ».** Heureusement, je n'en ai jamais rencontré de cas réel confirmant cette pratique qui comporte par ailleurs, des risques importants pour la santé.

- **« Avoir une tortue à la maison permet de chasser ou de guérir l'asthme »**. Pourtant, de nombreux patients possèdent des tortues à la maison, tout en continuant à présenter des crises d'asthme.

- **« Manger un margouillat (petit lézard très répandu en Afrique) permettrait de guérir l'asthme »**. Cette croyance est fréquemment rapportée, notamment dans certains contextes communautaires, comme dans mon village, sans aucune preuve scientifique. Toutes ces affirmations sont infondées.

Les traitements de l'asthme ont démontré leur efficacité et sont généralement bien tolérés. Leur utilisation au long cours n'entraine ni dépendance, ni toxicité significative. Au contraire, une bonne observance du traitement favorise un meilleur contrôle de la maladie, améliore la qualité de vie et réduit le coût de la prise en charge et l'impact psychosocial.

PRÉVENTION DU TABAGISME [181]

L'adolescence est une période de transition marquée par une grande sensibilité et une vulnérabilité accrue. Elle constitue un moment clé d'exposition aux comportements à risque, notamment le tabagisme sous toutes ses formes, mais aussi la consommation de cannabis et d'autres substances psychoactives.

Ces enjeux doivent être abordés dans le cadre des séances d'éducation thérapeutique. Une étude menée en milieu scolaire dakarois révèle que 11,5% des enfants et adolescents sont exposés passivement au tabac tandis que 1,5% fument du tabac. Une exposition à l'encens était présente dans 60% des cas [62]. Quelques messages forts de sensibilisation des jeunes sont représentés les affiches ci-dessous.

Image 12 : luttons contre le tabagisme passif ou actif des enfants et des adolescents.

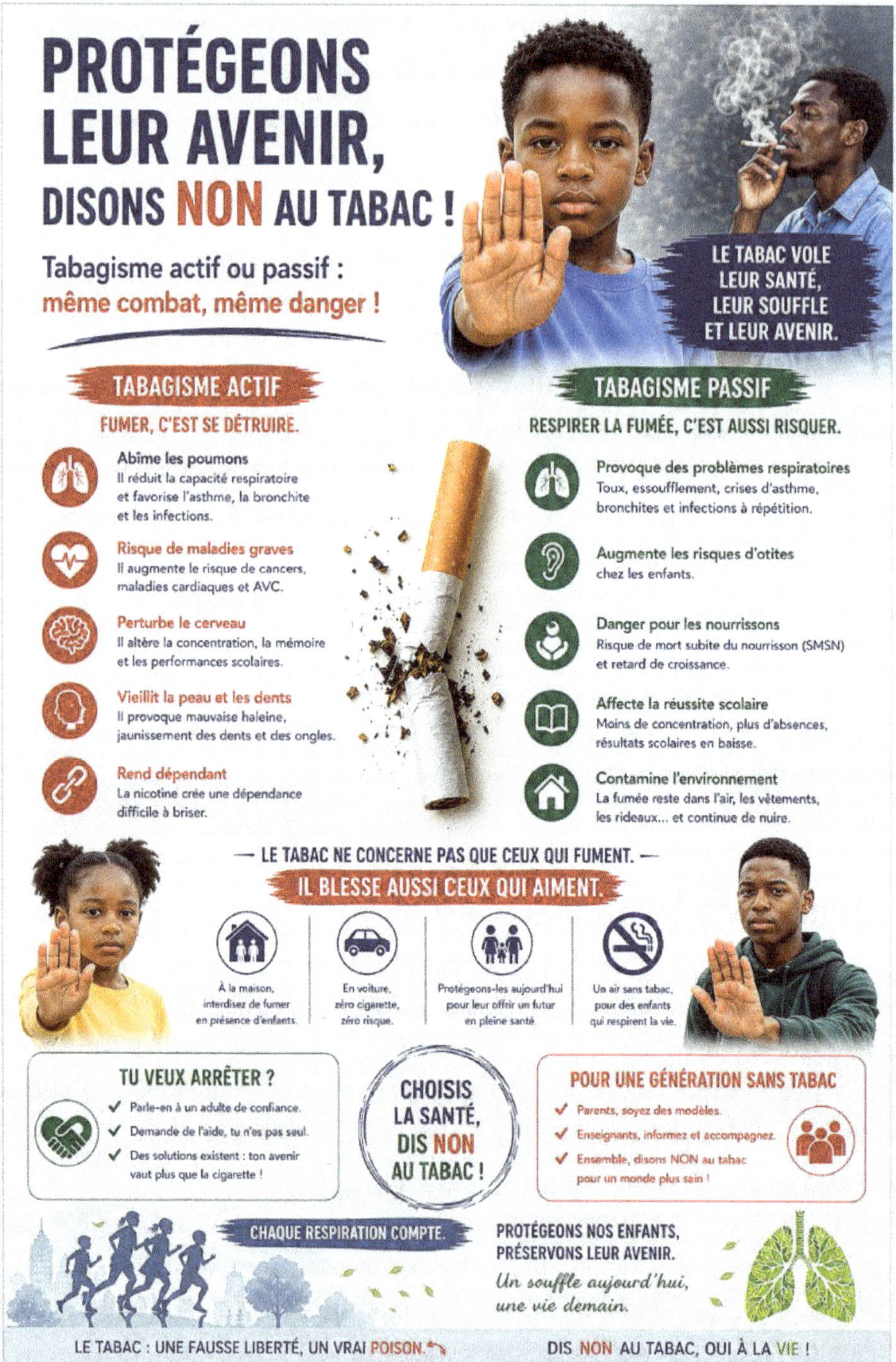

Image 13 : protégeons les enfants et les adolescents contre l'utilisation des cigarettes électroniques « puff », tabac chicha et chanvre indien, etc).

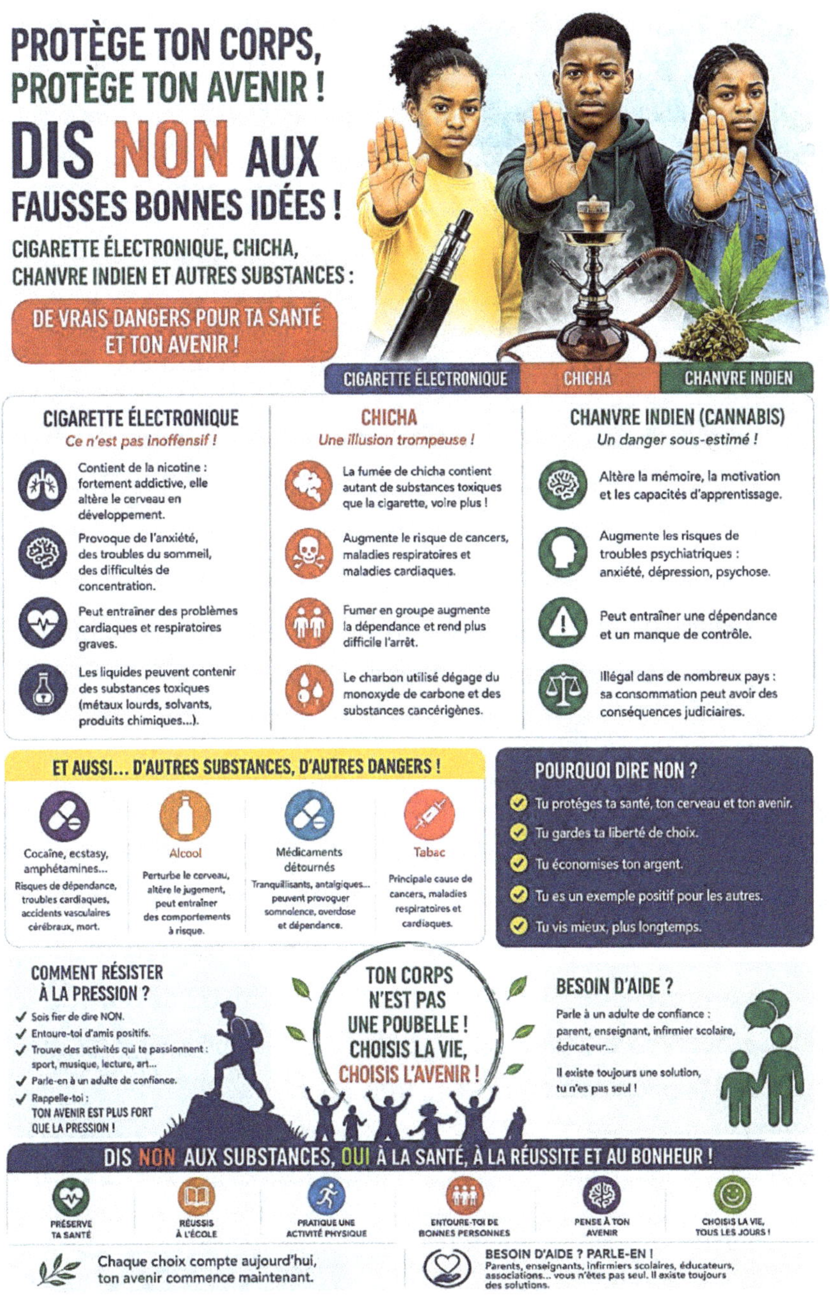

Point essentiel

Il est fondamental de sensibiliser aux dangers du tabagisme, qu'il soit actif ou passif. Toutes les formes de consommation (tabac, cigarette électronique, chicha, vapotage, cannabis etc.) présentent des risques et doivent être formellement déconseillées au même titre que le tabagisme classique.

Messages clés à retenir du chapitre

- L'éducation thérapeutique du patient (ETP) constitue un élément central de la prise en charge de l'asthme.
- Elle permet d'instaurer un « partenariat bénéfique » entre le patient (sa famille et/ou son entourage) et les soignants, favorisant une responsabilité partagée dans la prise de décision grâce à l'acquisition de connaissances et de compétences.
- L'ETP contribue à un meilleur contrôle de l'asthme et une amélioration de la qualité de vie des enfants asthmatiques.
- La phobie des dispositifs inhalés et les croyances erronées doivent être identifiées et prises en compte dans la démarche éducative.
- La prévention du tabagisme doit être initiée dès l'adolescence et renforcée à chaque consultation, par une sensibilisation aux effets nocifs du tabac sous tous ses formes.

BIBLIOGRAPHIE

1. Holgate ST. A Brief History of Asthma and Its Mechanisms to Modern Concepts of Disease Pathogenesis. Allergy Asthma Immunol Res. juill 2010;2(3):165-71. doi:10.4168/aair.2010.2.3.165 PubMed PMID: 20592914; PubMed Central PMCID: PMC2892047.

2. Pigearias B. L'asthme dans ses mots, … d'Homère au GINA. Rev Mal Respir. 1 janv 2014;31(1):8-12.

3. HSMx1975_6x009x002x0091.pdf [Internet]. [cité 11 août 2025]. Disponible sur: https://numerabilis.u-paris.fr/ressources/pdf/sfhm/hsm/HSMx1975_6x009x002/HSMx1975_6x009x002x0091.pdf

4. Sakula A. Sir John Floyer's A Treatise of the Asthma (1698). Thorax. avr 1984;39(4):248-54.

5. Sakula A. Henry Hyde Salter (1823-71): a biographical sketch. [Internet]. 1 déc 1985. doi:10.1136/thx.40.12.887

6. Asthma: definitions and pathophysiology [Internet]. [cité 12 août 2025]. Disponible sur: https://login.research4life.org/tacsgr1onlinelibrary_wiley_com/doi/epdf/10.1002/alr.21609 doi:10.1002/alr.21609

7. GINA 2024 Stategy Report [Internet]. [cité 11 août 2025]. Disponible sur: https://ginasthma.org/wp-content/uploads/2024/05/GINA-2024-Strategy-Report-24_05_22_WMS.pdf

8. JIM [Internet]. [cité 24 nov 2025]. GINA : 30 ans de promotion des soins de l'asthme fondés sur des preuves. Disponible sur: https://www.jim.fr/viewarticle/gina-30-ans-promotion-des-soins-lasthme-fond%C3%A9s-des-2023a1000srv

9. Tabachnik E, Levison H. Infantile bronchial asthma. J Allergy Clin Immunol. mai 1981;67(5):339-47. doi:10.1016/0091-6749(81)90077-4

10. Asthme de l'enfant de moins de 36 mois : diagnostic, prise en charge et traitement en dehors des episodes aigus. J Pédiatrie Puériculture. sept 2009;22(6):286-95. doi:10.1016/j.jpp.2009.06.006

11. Marguet C. Prise en charge de la crise d'asthme de l'enfant (nourrisson inclus). Rev Mal Respir. avr 2007;24(4):427-39.

12. McFadden ER. Acute Severe Asthma. Am J Respir Crit Care Med. 1 oct 2003;168(7):740-59. doi:10.1164/rccm.200208-902SO

13. Lher E. Revision of the third consensus Conference in intensive care and emergency medicine: initial medical management of acute severe asthma in adults and children (except newborns). Réanimation. juill 2002;11(5):366-74. doi:10.1016/S1624-0693(02)00257-8

14. McFadden ER. Acute Severe Asthma. Am J Respir Crit Care Med. 1 oct 2003;168(7):740-59.

15. Reddel HK, Taylor DR, Bateman ED, Boulet LP, Boushey HA, Busse WW, et al. An Official American Thoracic Society/European Respiratory Society Statement: Asthma Control and Exacerbations: Standardizing Endpoints for Clinical Asthma Trials and Clinical Practice. Am J Respir Crit Care Med. 1 juill 2009;180(1):59-99.

16. Asthme [Internet]. [cité 11 août 2025]. Disponible sur: https://www.who.int/fr/news-room/fact-sheets/detail/asthma

17. Vos T, Lim SS, Abbafati C, Abbas KM, Abbasi M, Abbasifard M, et al. Global burden of 369 diseases and injuries in 204 countries and territories, 1990–2019: a systematic analysis for the Global Burden of Disease Study 2019. The Lancet. oct 2020;396(10258) : 1204-22.

18. Global burden of chronic respiratory diseases and risk factors, 1990–2019: an update from the Global Burden of Disease Study 2019. eClinicalMedicine. 25 avr 2023;59:101936.

19. Asher MI, Rutter CE, Bissell K, Chiang CY, El Sony A, Ellwood E, et al. Worldwide trends in the burden of asthma symptoms

in school-aged children: Global Asthma Network Phase I cross-sectional study. The Lancet. oct 2021;398(10311):1569-80.

20. Braman SS. The Global Burden of Asthma. Chest. juill 2006;130(1):4S-12S. doi:10.1378/chest.130.1_suppl.4S

21. Adeloye D, Chan KY, Rudan I, Campbell H. An estimate of asthma prevalence in Africa: a systematic analysis. Croat Med J. déc 2013;54(6):519-31.

22. Ball M, Hossain M, Padalia D. Anatomy, Airway. In: StatPearls [Internet] [Internet]. StatPearls Publishing; 2023 [cité 14 août 2025]. Disponible sur: https://login.research4life.org/tacsgr1www_ncbi_nlm_nih_gov/books/NBK459258/.

23. Jmarchn L traduction by B. English: the respiratory system consists of the airways, the lungs, and the respiratory muscles that mediate the movement of air into and out of the body. [Internet]. 2007 [cité 14 août 2025]. Disponible sur: https://commons.wikimedia.org/wiki/File:Respiratory_system_complete_fr.svg#/media/File:Respiratory_system_complete_fr.svg

24. Développement structurel et fonctionnel des voies respiratoires tout au long de l'enfance : les enfants ne sont pas de petits adultes [Internet]. [cité 4 sept 2025]. Disponible sur: https://login.research4life.org/tacsgr1onlinelibrary_wiley_com/doi/epdf/10.1002/ppul.25169 doi:10.1002/ppul.25169.

25. Frank S, Schoem SR. Nasal Obstruction in the Infant. Pediatr Clin North Am. avr 2022;69(2):287-300.

26. Reznik GK. Comparative anatomy, physiology, and function of the upper respiratory tract. Environ Health Perspect. 1990 Apr;85:171-6.

27. Harrigan D, Verville-Fiset J. Chapitre 1 – La physiologie respiratoire [Internet]. [cité 4 sept 2025]. Disponible sur: https://ecampusontario.pressbooks.pub/tr1annee/chapter/chapitre-1-2/

28. L'asthme de A à E: Fonctionnement normal des voies respiratoires. L'asthme de A à E [Internet]. [cité 14 août 2025].

Disponible sur: https://tout-sur-l-asthme.blogspot.com/p/fonctionnement-normal-des-voies.html

29. Structure du poumon adulte | embryology.ch [Internet]. [cité 14 août 2025]. Disponible sur: https://embryology.ch/fr/organogenese/systeme-respiratoire/stades-developpement/structure-poumon-adulte.html

30. Rock JR, Randell SH, Hogan BLM. Airway basal stem cells: a perspective on their roles in epithelial homeostasis and remodeling. Dis Model Mech. 1 sept 2010;3(9-10):545-56.

31. Bonser LR, Erle DJ. The airway epithelium in asthma. In: Advances in Immunology [Internet]. Elsevier; 2019 [cité 15 août 2025]. p. 1-34. Disponible sur: https://linkinghub.elsevier.com/retrieve/pii/S006527761930015X.

32. Coraux C, Hajj R, Lesimple P, Puchelle E. Réparation et régénération de l'épithélium respiratoire. médecine/sciences. déc 2005;21(12):1063-9.

33. Augustine T, Al-Aghbar MA, Al-Kowari M, Espino-Guarch M, van Panhuys N. Asthma and the Missing Heritability Problem: Necessity for Multiomics Approaches in Determining Accurate Risk Profiles. Front Immunol. 25 mai 2022;13:822324.

34. Ntontsi P, Photiades A, Zervas E, Xanthou G, Samitas K. Genetics and Epigenetics in Asthma. Int J Mol Sci. 27 févr 2021;22(5):2412.

35. Toskala E, Kennedy DW. Asthma risk factors. Int Forum Allergy Rhinol. 3 sept 2015;5(Suppl 1):S1.

36. Toskala E, Kennedy DW. Asthma risk factors. Int Forum Allergy Rhinol. sept 2015;5(S1).

37. Risk factors for asthma - UpToDate [Internet]. [cité 30 oct 2025]. Disponible sur: https://www.uptodate.com/contents/risk-factors-for-asthma

38. GINA Main Report 2023 Front Cover [Internet]. [cité 15 août 2025]. Disponible sur: https://ginasthma.org/wp-content/uploads/2023/07/GINA-2023-Full-report-23_07_06-WMS.pdf

39. Expert Panel Report 3: Guidelines for the Diagnosis and Management of Asthma [Internet]. [cité 15 août 2025]. Disponible sur: https://www.nhlbi.nih.gov/sites/default/files/media/docs/EPR-3_Asthma_Full_Report_2007.pdf

40. Berger P. Physiopathologie de l'asthme sévère : quelles cibles moléculaires pour les biothérapies ? Bull Académie Natl Médecine. mai 2023;207(5):605-11.

41. Barnes PJ. Pathophysiology of asthma. Br J Clin Pharmacol. juill 1996;42(1):3-10.

42. Dunnill MS. THE PATHOLOGY OF ASTHMA, WITH SPECIAL REFERENCE TO CHANGES IN THE BRONCHIAL MUCOSA. J Clin Pathol. janv 1960;13(1):27-33.

43. Djukanović R, Roche WR, Wilson JW, Beasley CRW, Twentyman OP, Howarth PH, et al. Mucosal Inflammation in Asthma. Am Rev Respir Dis. août 1990;142(2):434-57.

44. Freepik [Internet]. [cité 1 nov 2025]. Asthma Images - Free Download on Freepik. Disponible sur: https://www.freepik.com/free-photos-vectors/asthma.

45. Dw C. Airway responses to inhaled allergens. Can Respir J. août 1998;5 Suppl A. PubMed PMID: 9753510/.

46. Olsthoorn SEM, Van Krimpen A, Hendriks RW, Stadhouders R. Chronic Inflammation in Asthma: Looking Beyond the Th2 Cell. Immunol Rev. mars 2025;330(1):e70010.

47. Bradding P, Porsbjerg C, Côté A, Dahlén SE, Hallstrand TS, Brightling CE. Airway hyperresponsiveness in asthma: The role of the epithelium. J Allergy Clin Immunol. mai 2024;153(5):1181-93.

48. Yoshimoto T. The Hunt for the Source of Primary Interleukin-4: How We Discovered That Natural Killer T Cells and Basophils Determine T Helper Type 2 Cell Differentiation In Vivo. Front Immunol. 23 avr 2018;9:716.

49. Van Rijt L, Von Richthofen H, Van Ree R. Type 2 innate lymphoid cells: at the cross-roads in allergic asthma. Semin Immunopathol. juill 2016;38(4):483-96.

50. Klein M, Dijoux E, Dilasser F, Hassoun D, Moui A, Loirand G, et al. Nouveaux acteurs dans la physiopathologie de l'asthme. Presse Médicale. mars 2019;48(3):255-61.

51. Gras D, Chanez P, Vachier I, Petit A, Bourdin A. Bronchial epithelium as a target for innovative treatments in asthma. Pharmacol Ther. déc 2013;140(3):290-305.

52. Bara I, Ozier A, Tunon De Lara JM, Marthan R, Berger P. Pathophysiology of bronchial smooth muscle remodelling in asthma. Eur Respir J. nov 2010;36(5):1174-84.

53. Heijink IH, Kuchibhotla VNS, Roffel MP, Maes T, Knight DA, Sayers I, et al. Epithelial cell dysfunction, a major driver of asthma development. Allergy. août 2020;75(8):1902-17.

54. Kuruvilla ME, Lee FEH, Lee GB. Understanding Asthma Phenotypes, Endotypes, and Mechanisms of Disease. Clin Rev Allergy Immunol. avr 2019;56(2):219-33.

55. Evidence That Severe Asthma Can Be Divided Pathologically into Two Inflammatory Subtypes with Distinct Physiologic and Clinical Characteristics [Internet]. [cité 17 août 2025]. Disponible sur: https://login.research4life.org/tacsgr1www_atsjournals_org/doi/epdf/10.1164/ajrccm.160.3.9812110?role=tab

56. Papi A, Brightling C, Pedersen SE, Reddel HK. Asthma. The Lancet. févr 2018;391(10122):783-800.

57. Bn L, H H. The immunology of asthma. Nat Immunol [Internet]. janv 2015 [cité 17 août 2025];16(1). Disponible sur: https://pubmed.ncbi.nlm.nih.gov/25521684/

58. Jartti T, Bønnelykke K, Elenius V, Feleszko W. Role of viruses in asthma. Semin Immunopathol. 27 janv 2020;42(1):61.

59. Lukkarinen M, Koistinen A, Turunen R, Lehtinen P, Vuorinen T, Jartti T. Rhinovirus-induced first wheezing episode predicts atopic but not nonatopic asthma at school age. J Allergy Clin Immunol. oct 2017;140(4):988-95.

60. Diop ZB. Etude des facteurs étiologiques de l'asthme chez l'enfant au senegal : a propos de 200 cas colliges au centre hospitalier

national d'enfants Albert Royer du 01 Février 2024 au 30 Avril 2024 [Thése Doctorat Medecine N62 année 2024]. [Dakar]: Université El Hadji Ibrahima Niasse ; 2024.

61. Pneumologie pédiatrique (2e édition) - Jacques de Blic, Christophe Delacourt - Lavoisier Médecine Sciences - Grand format - Dalloz Librairie Paris [Internet]. [cité 21 août 2025]. Disponible sur: https://www.librairiedalloz.fr/livre/9782257207203-pneumologie-pediatrique-2e-edition-jacques-de-blic-christophe-delacourt/

62. Marguet C, Michelet I, Couderc L, Lubrano M. La crise d'asthme aiguë en pédiatrie. Arch Pédiatrie. Juin 2009;16(6):505-7.

63. Ducharme FM, Chalut D, Plotnick L, Savdie C, Kudirka D, Zhang X, et al. The Pediatric Respiratory Assessment Measure: A Valid Clinical Score for Assessing Acute Asthma Severity from Toddlers to Teenagers. J Pediatr. avr 2008;152(4):476-480.e 1.

64. Recommandations de la SP2A (Société pédiatrique de pneumologie et d'allergologie) pour la prise en charge de l'asthme de l'enfant de 6 à 12 ans. Prise en charge de la crise d'asthme de l'enfant âgé de 6 à 12 ans. Marguet C, Benoist G, Werner A, Cracco O, L'excellent S, Rhagani J, Tamalet A, Vrignaud B,Schweitzer Ci, Lejeune S and al. Rev Mal Respir. sept 2024;41:iii. Revue des Maladies Respiratoires Volume 41, Supplement 1, September 2024, Pages e75-e100

65. Kurland G, Leong AB. The management of status asthmaticus in infants and children. Clin Rev Allergy. 1985 Feb;3(1):37-67. doi: 10.1007/BF02993042. Erratum in: Clin Rev Allergy 1986 Feb;4(1):139

66. Dubus JC, Bodiou AC, Buttin C, Jouglet T, Stremler N, Mély L. La crise d'asthme aigu grave de l'enfant. Arch Pédiatrie. mars 2000;7:27s-32s.

67. Newcomb RW. Respiratory Failure From Asthma: A Marker for Children With High Morbidity and Mortality. Am J Dis Child. 1 oct 1988;142(10):1041.

68. Clerc S, Marguet C. Crise d'asthme grave, particularités de l'enfant et de l'adolescent. Rev Mal Respir Actual. mai 2015;7(2):72-6. doi:10.1016/S1877-1203(15)30019-7

69. Urgences & soins intensifs pédiatriques [Internet]. [Montréal] : Éditions du CHU Sainte-Justine; 2007 [cité 5 sept 2025]. 1414 p. Disponible sur: http://archive.org/details/urgencessoinsint0000unse

70. De Keyser HH, Szefler S. Asthma attacks in children are always preceded by poor asthma control: myth or maxim? Breathe. sept 2020;16(3):200169.

71. Wu AC, Tantisira K, Li L, Schuemann B, Weiss ST, Fuhlbrigge AL. Predictors of Symptoms Are Different From Predictors of Severe Exacerbations From Asthma in Children. Chest. juill 2011;140(1):100-7.

72. Dournes G, Benlala I, Laurent F. Y a-t-il une place pour l'imagerie dans la prise en charge de l'asthme ? J Imag Diagn Interv. 1 avr 2021;4(2):85-8.

73. Rufin P. Les explorations fonctionnelles respiratoires chez l'enfant. J Pédiatrie Puériculture. mars 2010;23(1):13-9.

74. PlaceEFRplusde3ans.pdf [Internet]. [cité 18 août 2025]. Disponible sur: https://apimed-pl.org/contenu/uploads/2019/12/PlaceEFRplusde3ans.pdf

75. Jat KR. Spirometry in children. Prim Care Respir J J Gen Pract Airw Group. juin 2013;22(2):221-9.

76. Guidelines for Methacholine and Exercise Challenge Testing—1999 [Internet]. [cité 18 août 2025]. Disponible sur: https://www.atsjournals.org/doi/epdf/10.1164/ajrccm.161.1.ats11-99?role=tab.

77. Quanjer PH, Tammeling GJ, Cotes JE, Pedersen OF, Peslin R, Yernault JC. Lung volumes and forced ventilatory flows. Report Working Party Standardization of Lung Function Tests, European Community for Steel and Coal. Official Statement of the European Respiratory Society. Eur Respir J Suppl. mars 1993;16:5-40.

78. Miller MR, Hankinson J, Brusasco V, Burgos F, Casaburi R, Coates A, et al. Standardisation of spirometry. Eur Respir J. 1 août 2005;26(2):319-38.

79. N BS, D B, H S, Y O, N M, B L. The Z-score: A new tool in the interpretation of spirometric data. Tunis Med. sept 2017;95(8-9). PubMed PMID: 29873048/.

80. Ora J, Giorgino FM, Bettin FR, Gabriele M, Rogliani P. Pulmonary Function Tests: Easy Interpretation in Three Steps. J Clin Med. janv 2024;13(13):3655. doi:10.3390/jcm13133655.

81. Technique des Oscillations Forcées (FOT) - Resmon™ First - medi-lan ag [Internet]. [cité 21 août 2025]. Disponible sur: https://www.medi-lan.ch/fr/medizintechnik/products/pneumologie/forced-oscillation-technique/res_resmon-first

82. Criée CP, Sorichter S, Smith HJ, Kardos P, Merget R, Heise D, et al. Body plethysmography – Its principles and clinical use. Respir Med. juill 2011;105(7):959-71.

83. An Official American Thoracic Society/European Respiratory Society Statement: Pulmonary Function Testing in Preschool Children [Internet]. [cité 21 août 2025]. Disponible sur: https://login.research4life.org/tacsgr1www_atsjournals_org/doi/epdf/10.1164/rccm.200605-642ST?role=tab.

84. Loewenthal L, Menzies-Gow A. FeNO in Asthma. Semin Respir Crit Care Med. oct 2022;43(5):635-45. doi:10.1055/s-0042-1743290 PubMed PMID: 35253144.

85. Guezguez F, Ghannouchi I, Sayhi A, Charfedi E, Yahyaoui A, Rouatbi S, et al. Comment interpréter les paramètres des explorations fonctionnelles respiratoires de routine en 2023? Tunis Médicale. mars 2023;101(3):323-33. PubMed PMID: 38263920; PubMed Central PMCID: PMC11157243.

86. canmedaj01401-0042.pdf [Internet]. [cité 21 août 2025]. Disponible sur: https://login.research4life.org/tacsgr1pmc_ncbi_nlm_nih_gov/articles/PMC1875608/pdf/canmedaj01401-0042.pdf

87. Minh HBC, Demoly P. Méthodologie et préparation des tests cutanés : prick-tests et intradermoréactions à lecture immédiate. In : Diagnostic de l'allergie aux médicaments. Paris: John Libbey Eurotext; 2005. p.41-52.

88. G P, C S. Skin testing in allergy. Allergy Asthma Proc [Internet]. 11 janv 2019 [cité 21 août 2025];40(6). Disponible sur: https://pubmed.ncbi.nlm.nih.gov/31690371/

89. Seck FB. Profil des sensibilisations allergéniques en consultation de pneumo-allergologie pédiatrique à Dakar en 2022. [These Med]. Dakar: UCAD; 2023.

90. An Official American Thoracic Society/European Respiratory Society Statement: Asthma Control and Exacerbations [Internet]. [cité 1 sept 2025]. Disponible sur: https://www.atsjournals.org/doi/epdf/10.1164/rccm.200801-060ST?role=tab.

91. BUM_asthme_test_ACT.pdf [Internet]. [cité 22 août 2025]. Disponible sur: https://www.uphoc.com/files/uploads/2017/10/BUM_asthme_test_ACT.pdf

92. De Blic J, Deschildre A, Pin I, Dubus JC. Quand et comment modifier la prise en charge de l'asthme de l'enfant asthmatique à partir de quatre ans ? Rev Mal Respir. 1 oct 2009;26(8):827-35.

93. Deschildre A, Le Mée A, Mitha S, Leclère D, Bazin J, Mordacq C, et al. Asthme sévère de l'enfant : comment le définir ? Rev Fr Allergol. avr 2014;54(3):195-8.

94. Lang A, Carlsen KH, Haaland G, Devulapalli CS, Munthe-Kaas M, Mowinckel P, et al. Severe asthma in childhood: assessed in 10 year olds in a birth cohort study*. Allergy. août 2008;63(8):1054-60.

95. Hedlin G, Bush A, Carlsen KL, Wennergren G, Benedictis FMD, Melén E, et al. Problematic severe asthma in children, not one problem but many: a GA2LEN initiative. Eur Respir J. 30 juin 2010;36(1):196-201.

96. Jones TL, Neville DM, Chauhan AJ. Diagnosis and treatment of severe asthma: a phenotype-based approach. Clin Med. avr 2018;18(2):s36-40.

97. Deschildre A, Le Mée A, Mitha S, Leclère D, Bazin J, Mordacq C, et al. Asthme sévère de l'enfant : comment le définir ? Rev Fr Allergol. avr 2014;54(3):195-8.

98. Roberts G, Patel N, Levi-Schaffer F, Habibi P, Lack G. Food allergy as a risk factor for life-threatening asthma in childhood: A case-controlled study. J Allergy Clin Immunol. juill 2003;112 (1): 168-74.

99. Juniper EF, Svensson K, Mörk AC, Ståhl E. Modification of the asthma quality of life questionnaire (standardised) for patients 12 years and older. Health Qual Life Outcomes. déc 2005;3(1):58.

100.Juniper EF, Guyatt GH, Epstein RS et al. Evaluation of impairment of health related quality of life in asthma: development of a questionnaire for use in clinical trials. Thorax 1992; 47: 76-83.

101.Belgrave DCM, Granell R, Simpson A, Guiver J, Bishop C, Buchan I, et al. Developmental Profiles of Eczema, Wheeze, and Rhinitis: Two Population-Based Birth Cohort Studies. PLoS Med. 21 oct 2014;11(10):e1001748.

102.Paller AS, Spergel JM, Mina-Osorio P, Irvine AD. The atopic march and atopic multimorbidity: Many trajectories, many pathways. J Allergy Clin Immunol. janv 2019;143(1):46-55.

103.Brough HA, Nadeau KC, Sindher SB, Alkotob SS, Chan S, Bahnson H, et al. Epicutaneous sensitization in the development of food allergy: what is the evidence and how can this be prevented? Allergy. sept 2020;75(9):2185-205.

104.The prevalence and socio-demographic risk factors of clinical eczema in infancy: a population-based observational study [Internet]. [cité 24 août 2025]. Disponible sur: https://login.research4life.org/tacsgr1onlinelibrary_wiley_com/doi/epdf/10.1111/cea.12092 doi:10.1111/cea.12092

105.Consensus-based European guidelines for treatment of atopic eczema (atopic dermatitis) in adults and children: part I [Internet]. [cité 24 août 2025]. Disponible sur: https://login.research4life.org/tacsgr1onlinelibrary_wiley_com/doi/epdf/10.1111/jdv.14891 doi:10.1111/jdv.14891

106.Palmer CNA, Ismail T, Lee SP, Terron-Kwiatkowski A, Zhao Y, Liao H, et al. Filaggrin null mutations are associated with increased asthma severity in children and young adults. J Allergy Clin Immunol. juill 2007;120(1):64-8.

107.Bousquet J, Van Cauwenberge P, Khaltaev N. Allergic Rhinitis and Its Impact on Asthma. J Allergy Clin Immunol. nov 2001;108(5):S147-334.

108.Allergic rhinitis: diagnosis and management [Internet]. [cité 23 août 2025]. Disponible sur: https://login.research4life.org/tacsgr1 www_magonlinelibrary_com/doi/epub/10.12968/hmed.2021.0570 doi:10.12968/hmed.2021.0570.

109.A Review Regarding the Connections between Allergic Rhinitis and Asthma - Epidemiology, Diagnosis and Treatment - PMC [Internet]. [cité 23 août 2025]. Disponible sur: https://login.research4life.org/tacsgr1pmc_ncbi_nlm_nih_gov/articles/PMC10541080/#sec1

110.Guerra S, Sherrill DL, Martinez FD, Barbee RA. Rhinitis as an independent risk factor for adult-onset asthma. J Allergy Clin Immunol. 1 mars 2002;109(3):419-25.

111.Bf M. Allergic rhinitis and inflammatory airway disease: interactions within the unified airspace. Am J Rhinol Allergy. août 2010;24(4). doi:10.2500/ajra.2010.24.3499 PubMed PMID: 20819460/.

112.Skoner DP. Allergic rhinitis: definition, epidemiology, pathophysiology, detection, and diagnosis. J Allergy Clin Immunol. juill 2001;108(1 Suppl):S2-8.

113.Nur Husna SM, Tan HTT, Md Shukri N, Mohd Ashari NS, Wong KK. Allergic Rhinitis: A Clinical and Pathophysiological Overview. Front Med. 7 avr 2022;9:874114.

114.Brożek JL, Bousquet J, Agache I, Agarwal A, Bachert C, Bosnic-Anticevich S, et al. Allergic Rhinitis and its Impact on Asthma (ARIA) guidelines—2016 revision. J Allergy Clin Immunol. oct 2017;140(4):950-8.

115.J B, M B, C F, P M, B V, B B. Assessment of quality of life in patients with perennial allergic rhinitis with the French version of the SF-36 Health Status Questionnaire. J Allergy Clin Immunol. août 1994;94(2 Pt 1).

116.Di Palmo E, Gallucci M, Cipriani F, Bertelli L, Giannetti A, Ricci G. Asthma and Food Allergy: Which Risks? Medicina (Mex). sept 2019;55(9):509.

117.Sicherer SH, Sampson HA. Food allergy: A review and update on epidemiology, pathogenesis, diagnosis, prevention, and management. J Allergy Clin Immunol. 1 janv 2018;141(1):41-58.

118.Renz H, Allen KJ, Sicherer SH, Sampson HA, Lack G, Beyer K, et al. Food allergy. Nat Rev Dis Primer. 4 janv 2018;4(1):17098.

119.Ba I. Regards croisés : Allergie alimentaire spécifique des habitudes alimentaires de chaque pays. Rev Fr Allegol. 16 au 19 Avril 2024 ; 20-ème Congrès Francophone d'Allergologie - 25-28 avril 2024 - Paris, Palais des Congrès.

120.Food allergy and hypersensitivity reactions in children and adults—A review - Tedner - 2022 - Journal of Internal Medicine - Wiley Online Library [Internet]. [cité 24 août 2025]. Disponible sur: https://login.research4life.org/tacsgr1onlinelibrary_wiley_com/doi/10.1111/joim.13422

121.Lefèvre S, Mertes PM, Kanny G. L'anaphylaxie : de la physiopathologie au traitement. J Eur Urgences Réanimation. juin 2015;27(2):97-104.

122.Cap M, Lejeune S, Drumez E, Thumerelle C, Mordacq C, Véronique N, et al. L'allergie alimentaire a-t-elle un impact sur la morbidité de l'asthme ? Rev Fr Allergol. 1 avr 2017;12ème Congrès Francophone d'Allergologie - 25-28 avril 2017 - Paris, Palais des Congrès57(3):225.

123.Obésité et surpoids [Internet]. [cité 25 août 2025]. Disponible sur: https://www.who.int/fr/news-room/fact-sheets/detail/obesity-and-overweight

124.Peters U, Dixon A, Forno E. Obesity and Asthma. J Allergy Clin Immunol. avr 2018;141(4):1169.

125.Reyes-Angel J, Kaviany P, Rastogi D, Forno E. OBESITY-RELATED ASTHMA IN CHILDREN AND ADOLESCENTS. Lancet Child Adolesc Health. 19 août 2022;6(10):713.

126.Miethe S, Karsonova A, Karaulov A, Renz H. Obesity and asthma. J Allergy Clin Immunol. 1 oct 2020;146(4):685-93.

127.Ae D, Lg Q. Obesity and Asthma. Semin Respir Crit Care Med. oct 2022;43(5).

128.Ducharme FM, Dell SD, Radhakrishnan D, Grad RM, Watson WT, Yang CL, et al. Le diagnostic et la prise en charge de l'asthme chez les enfants d'âge préscolaire : document de principes de la Société canadienne de thoracologie et de la Société canadienne de pédiatrie. Paediatr Child Health. 5 oct 2015;20(7):362-71.

129.Canny GJ, Levison H. Childhood asthma: a rational approach to treatment. Ann Allergy. mai 1990;64(5):406-18. PubMed PMID: 2186670.

130.Asthma in children younger than 12 years: Initial evaluation and diagnosis - UpToDate [Internet]. [cité 30 oct 2025]. Disponible sur: https://www.uptodate.com/contents/asthma-in-children-younger-than-12-years-initial-evaluation-and-diagnosis?topicRef=547&source=see_link

131.Tilles SA. Vocal cord dysfunction in children and adolescents. Curr Allergy Asthma Rep. nov 2003;3(6):467-72.

132.Noyes BE, Kemp JS. Vocal cord dysfunction in children. Paediatr Respir Rev. 1 juin 2007;8(2):155-63.

133.Taramarcaz P. La dysfonction des cordes vocales : un diagnostic différentiel de l'asthme largement sous-évalué. Med Hyg. 25 févr 2004;2471:426-8.

134.Cowley DS, Roy-Byrne PP. Hyperventilation and panic disorder. Am J Med. nov 1987;83(5):929-37. doi:10.1016/0002-9343(87)90654-1

135.Selleron B, Chenivesse C. Le syndrome d'hyperventilation, définition, diagnostic et thérapeutique. Rev Mal Respir. 1 juin 2023;40(6):499-505.

136.Shuper A, Mukamel M, Mimouni M, Lerman M, Varsano I. Psychogenic cough. Arch Dis Child. sept 1983;58(9):745.

137.Aj L. The relationship between psychogenic cough and the diagnosis and misdiagnosis of asthma: a review. J Asthma Off J Assoc Care Asthma. juin 2007;44(5). Disponible sur: https://pubmed.ncbi.nlm.nih.gov/17613629/

138.Dubus JC, Becquemin MH, Vecellio L, Chaumuzeau JP, Reychler G. Bonnes pratiques de l'aérosolthérapie par nébulisation en 2020. Rev Mal Respir. 1 févr 2021;38(2):171-6.

139.Improving inhaler technique, adherence to therapy and the precision of dosing: major challenges for pulmonary drug delivery [Internet]. [cité 26 août 2025]. Disponible sur: https://login.research4life.org/tacsgr1www_tandfonline_com/doi/epdf/10.1517/17425247.2014.873402?needAccess=true

140.Dhuper S, Chandra A, Ahmed A, Bista S, Moghekar A, Verma R, et al. Efficacy and Cost Comparisons of Bronchodilatator Administration Between Metered Dose Inhalers with Disposable Spacers and Nebulizers for Acute Asthma Treatment. J Emerg Med. 1 mars 2011;40(3):247-55.

141.Deerojanawong J, Manuyakorn W, Prapphal N, Harnruthakorn C, Sritippayawan S, Samransamruajkit R. Randomized controlled trial of salbutamol aerosol therapy via metered dose inhaler-spacer vs. jet nebulizer in young children with wheezing. Pediatr Pulmonol. mai 2005;39(5):466-72.

142.Able spacer 2 [Internet]. [cité 28 août 2025]. Disponible sur: https://www.bing.com/images/search?q=able+spacer+2&id=AA1B8C0B8084062C22313432201EE7DB4A917FFD&FORM=IACFIR

143.Nebulizers | Journal of Aerosol Medicine and Pulmonary Drug Delivery [Internet]. [cité 26 août 2025]. Disponible sur: https://login.research4life.org/tacsgr1www_liebertpub_com/doi/10.1089/jamp.2024.29110.jbf?url_ver=Z39.88-2003&rfr_id=ori:rid:crossref.org&rfr_dat=cr_pub%20%200pubmed.

144.Colacone A, Wolkove N, Stern E, Afilalo M, Rosenthal TM, Kreisman H. Continuous Nebulization of Albuterol (Salbutamol) in Acute Asthma. CHEST. 1 mars 1990;97(3):693-7.

145.Je G. Combined anticholinergic therapy in the management of acute asthma. Respirol Carlton Vic. 1997;2 Suppl 1. PubMed PMID: 9400690/.

146.The Harriet Lane handbook : a manual for pediatric house officers [Internet]. Philadelphia, PA : Mosby/Elsevier; 2009 [cité 28 août 2025]. 1248 p. Disponible sur: http://archive.org/details/harrietlanehandb0000unse_n4g8

147.D A, A A, E F, I O, W F, Ja CR. Intravenous magnesium sulfate for asthma exacerbations in children: Systematic review with meta-analysis. Paediatr Respir Rev. déc 2024;52. doi:10.1016/j.prrv.2024.01.003 PubMed PMID: 38395640/.

148.Özdemir A, Doğruel D. Efficacy of Magnesium Sulfate Treatment in Children with Acute Asthma. Med Princ Pract. 2020;29(3):292-8.

149.Acute asthma exacerbations in children younger than 12 years: Emergency department management - UpToDate [Internet]. [cité 30 oct 2025]. Disponible sur: https://www.uptodate.com/contents/acute-asthma-exacerbations-in-children-younger-than-12-years-emergency-department-management

150.Asthma in children younger than 12 years: Overview of initiating therapy and monitoring control - UpToDate [Internet]. [cité 30 oct 2025]. Disponible sur: https://www.uptodate.com/contents/

asthma-in-children-younger-than-12-years-overview-of-initiating-therapy-and-monitoring-control

151.Initiating asthma therapy and monitoring in adolescents and adults - UpToDate [Internet]. [cité 30 oct 2025]. Disponible sur: https://www.uptodate.com/contents/initiating-asthma-therapy-and-monitoring-in-adolescents-and-adults

152.Montuschi P. Leukotrienes, Antileukotrienes and Asthma. http://www.eurekaselect.com [Internet]. [cité 29 août 2025]. Disponible sur: https://www.eurekaselect.com/article/27777

153.Lemanske RF, Mauger DT, Sorkness CA, Jackson DJ, Boehmer SJ, Martinez FD, et al. Step-up Therapy for Children with Uncontrolled Asthma While Receiving Inhaled Corticosteroids. N Engl J Med. 18 mars 2010;362(11):975-85. doi:10.1056/NEJMoa1001278 PubMed PMID: 20197425; PubMed Central PMCID: PMC2989902.

154.Potential Masking Effects of Salmeterol on Airway Inflammation in Asthma | American Journal of Respiratory and Critical Care Medicine [Internet]. [cité 29 août 2025]. Disponible sur: https://www.atsjournals.org/doi/10.1164/ajrccm.158.3.9802069?url_ver=Z39.88-2003&rfr_id=ori:rid:crossref.org&rfr_dat=cr_pub%20%200pubmed

155.Brusselle GG, Koppelman GH. Biologic Therapies for Severe Asthma. Taichman DB, éditeur. N Engl J Med. 13 janv 2022;386(2):157-71.

156.Nakagome K, Nagata M. Allergen immunotherapy in asthma. Allergol Int. 1 oct 2024;73(4):487-93.

157.Nakagome K, Nagata M. Allergen Immunotherapy in Asthma. Pathogens. 29 oct 2021;10(11):1406. doi:10.3390/pathogens10111406 PubMed PMID: 34832562.

158.Asthma Care Quick Reference: Diagnosing and Managing Asthma.

159.2020 Focused Updates to the Asthma Management Guidelines: A Report from the National Asthma Education and Prevention

Program Coordinating Committee Expert Panel Working Group | NHLBI, NIH [Internet]. 2020 [cité 30 août 2025]. Disponible sur: https://www.nhlbi.nih.gov/resources/2020-focused-updates-asthma-management-guidelines

160.GINA Full Report 2020 Front Cover ONLY [Internet]. [cité 31 août 2025]. Disponible sur: https://ginasthma.org/wp-content/uploads/2020/06/GINA-2020-report_20_06_04-1-wms.pdf

161.An Overview of Asthma Management in Children and Adults - UpToDate | PDF | Asthma/Allergy [Internet]. [cité 30 oct 2025]. Disponible sur: https://fr.scribd.com/document/732803839/An-overview-of-asthma-management-in-children-and-adults-UpToDate

162.Dunn NA, Neff LA, Maurer DM. A stepwise approach to pediatric asthma. J Fam Pract. 2017 Apr;66(5):E5280

163.Brożek JL, Bousquet J, Agache I, Agarwal A, Bachert C, Bosnic-Anticevich S, et al. Allergic Rhinitis and its Impact on Asthma (ARIA) guidelines—2016 revision. J Allergy Clin Immunol. 1 oct 2017;140(4):950-8.

164.Peters RL, Krawiec M, Koplin JJ, Santos AF. Update on food allergy. Ebisawa M, éditeur. Pediatr Allergy Immunol. mai 2021;32(4):647-57.

165.As D. Traitements topiques et photothérapie dans la dermatite atopique: Topical treatments and phototherapy in atopic dermatitis. Ann Dermatol Venereol. déc 2019;146(12S3).

166.Di Genova L, Penta L, Biscarini A, Di Cara G, Esposito S. Children with Obesity and Asthma: Which Are the Best Options for Their Management? Nutrients. 2 nov 2018;10(11):1634.

167.Acariens - photo et description [Internet]. [cité 30 nov 2025]. Disponible sur: https://pest.techinfus.com/kleshhi/vidy-kleshhej/pylevye-kleshchi/

168.Caspersen CJ, Powell KE, Christenson GM. Physical activity, exercise, and physical fitness: definitions and distinctions for health-related research. Public Health Rep. 1985 Mar-Apr;100(2):126-31.

169.OMS. Lignes Directrices de l'OMS Sur l'activité Physique et la Sédentarité. Genève: OMS; 2021.

170.OMS. Lignes Directrices de l'OMS Sur l'activité Physique et la Sédentarité : En un Coup D'oeil. Genève: OMS; 2020.

171.Haskell WL, Lee IM, Pate RR, Powell KE, Blair SN, Franklin BA, et al. Physical Activity and Public Health: Updated Recommendation for Adults from the American College of Sports Medicine and the American Heart Association. Med Sci Sports Exerc. août 2007;39(8):1423.

172.Mendes M de A, da Silva I, Ramires V, Reichert F, Martins R, Ferreira R, et al. Metabolic equivalent of task (METs) thresholds as an indicator of physical activity intensity. PLoS ONE. 19 juill 2018;13(7):e0200701.

173.Organisation mondiale de la Santé. Lignes directrices sur l'activité physique, la sédentarité et le sommeil chez les enfants de moins de 5 ans [Internet]. Genève: Organisation mondiale de la Santé; 2020 [cité 1 sept 2025]. Disponible sur: https://iris.who.int/handle/10665/331751

174.Kahwash BM, Gregory KL, Sharp LK, Nyenhuis SM. Results From a National Survey of Asthma Provider Beliefs and Practices Regarding Exercise and Asthma: A Work Group Report of the AAAAI Committee on Sports, Exercise, and Fitness. J Allergy Clin Immunol Pract. juill 2022;10(7):1778-83.

175.Lu KD, Forno E. Exercise and Lifestyle Changes in Pediatric Asthma. Curr Opin Pulm Med. janv 2020;26(1):103-11.

176.Pinnock H, Parke HL, Panagioti M, Daines L, Pearce G, Epiphaniou E, et al. Systematic meta-review of supported self-management for asthma: a healthcare perspective. BMC Med. 17 mars 2017;15:64.

177.Fiche de traitement patient asthme 2-3 - APA - Digitale (6).pdf [Internet]. [cité 1 sept 2025]. Disponible sur: https://www.asthme-severe.fr/assets/pdf/FICHE%20THEMATIQUE%20PATIENT%20ASTHME%202-3%20-%20APA%20-%20DIGITALE%20(6).pdf

178.Bartholomew LK, Gold RS, Parcel GS, Czyzewski DI, Sockrider MM, Fernandez M, et al. Watch, Discover, Think, and Act: evaluation of computer-assisted instruction to improve asthma self-management in inner-city children. Patient Educ Couns. févr 2000;39(2-3):269-80.

179.Cordina M, McElnay JC. Assessment of a Community Pharmacy-Based Program for Patients with Asthma. Pharmacother J Hum Pharmacol Drug Ther. 2001;21(10):1196-203.

180.UpToDate. Asthma education and self-management. UpToDate. [Internet]. [cité 30 oct 2025] Disponible à partir de : https://www.uptodate.com/contents/asthma-education-and-self-management.

181.Harvey J, Chadi N. La prévention du tabagisme chez les enfants et les adolescents : des recommandations en matière de pratiques et de politiques. Paediatr Child Health. mai 2016;21(4): 215-21.

POSTFACE

Le Souffle Retrouvé !

En refermant ce livre, j'ai eu la sensation légère de voir enfin l'horizon se dégager après une nuit de tempête. Les souvenirs de mes nuits parisiennes d'angoisse au chevet de ma petite fille de 9 mois m'ont envahie, me soumettant à une rude émotion. Pour quiconque a déjà veillé au chevet d'un enfant dont le thorax s'épuise à chercher une fraction d'oxygène, ces pages ne sont pas juste un traité médical, elles sont un viatique, une main tendue dans l'obscurité des nuits blanches que le Professeur Idrissa Demba BA décrit avec une justesse si poignante.

Je me souviens de ces instants de solitude absolue où le temps semble se figer au rythme de la détresse respiratoire. En tant que parent, on vit l'asthme comme une effraction : une menace invisible qui vient dérober l'insouciance de l'enfance et la transformer en une lutte silencieuse et paroxystique. On se sent démuni face à ce miaulement étrange qui s'échappe de la poitrine de ceux que nous aimons plus que tout.

Il m'a fallu pousser les portes de l'école de l'asthme de l'hôpital Saint Antoine de Paris pour que la peur commence enfin à refluer devant la connaissance. C'est là, dans ce sanctuaire de l'éducation thérapeutique, que j'ai appris que l'ignorance était le terreau de l'angoisse. J'aurais aimé, en ces temps d'incertitude et de traumatismes, avoir entre les mains cet ouvrage. Il possède cette vertu rare : une générosité de savoir qui ne sacrifie jamais la rigueur à la clarté.

Le Professeur Ba, avec l'autorité bienveillante du chef de service de l'Hôpital Albert Royer, accomplit ici un acte de vulgarisation magistral. Il nous enseigne que si l'asthme est une maladie complexe à facettes multiples, chaque enfant possède sa propre vérité clinique : « chacun a son asthme ! », proclame t-il. Cette phrase, tel un leitmotiv, nous rend notre dignité de parents en nous invitant à devenir les observateurs éclairés de la pathologie de notre enfant, loin des mythes et des histoires de miracles sans fondement qui ne font qu'entretenir l'errance.

Ce livre est une ode au souffle, ce don si naturel qu'on ne remarque que lorsqu'il vient à manquer. En décortiquant avec précision l'architecture des voies aériennes, cette zone respiratoire, vaste comme un terrain de tennis, l'auteur nous permet de comprendre l'invisible pour mieux le combattre. Il transforme la phobie des pompes, en un geste de soin salutaire et nous rappelle que la guérison, si elle ne se nomme pas encore ainsi, se trouve dans le contrôle rigoureux et l'adhésion au traitement.

Puisse cet ouvrage voyager de foyer en foyer, de consultation en bibliothèque, pour qu'aucun parent ne se sente plus jamais seul face au silence étouffant de la crise. Merci au Professeur Idrissa Demba BA d'avoir mis sa science au service de notre espoir, et d'avoir rendu à nos enfants la liberté de courir, de rire et, tout simplement, de respirer à plein poumons.

À mon frère, Professeur Idrissa Demba BA, éminent fils de Ourossogui dont la trajectoire exemplaire force l'admiration, je tiens à rendre un hommage vibrant. Rien, dans son parcours de praticien et d'universitaire, ne lui a été accordé sans une lutte acharnée et une détermination sans faille. Ce livre, qu'il a porté avec une abnégation admirable pendant quatre longues années, est le témoignage le plus pur de son engagement envers les siens et de sa rigueur scientifique. Il incarne une réussite forgée par le travail, faisant de lui une source de fierté inaltérable pour sa famille et pour sa terre d'origine. En transformant chaque effort en une respiration d'espoir pour les enfants qu'il soigne, il a su aller bien au-delà de ses intentions premières. Car si l'étymologie nous rappelle que l'asthme n'est, en sa racine grecque, qu'un simple essoufflement, cet ouvrage nous rend la souveraineté du pneuma : ce souffle sacré où la vie puise sa force et où l'âme trouve enfin son élan.

Fatimata Diallo Ba

Ecrivaine et Professeur de Lettres Classiques
au Lycée français Jean Mermoz de Dakar.

ANNEXES

ANNEXE 1 [94] : Le test de contrôle de l'asthme, en anglais *Asthma Contrôle Test* (ACT) est un outil d'auto-évaluation du contrôle de l'asthme accessible en ligne en ligne. [94]. Les score de la réponse aux 5 questions est additionnées en un score total pouvant varier de 5 à 25. Plus le score total est élevé, au mieux l'asthme est contrôlé. Les parents et/ou les patients peuvent l'utiliser lui-même à domicile. Il est accessible gratuitement en ligne au www.asthmacontroltest.com

1. Au cours des 4 dernières semaines, votre asthme vous a-t-il **empêché(e) de pratiquer vos activités** au travail, à l'école/université ou chez vous ?					
❍ Tout le temps	❍ La plupart du temps	❍ Quelques fois	❍ Rarement	❍ Jamais	Score :
1	2	3	4	5	
2. Au cours des 4 dernières semaines, avez-vous été **essoufflé(e)** ?					
❍ Plus d'1 fois par jour	❍ 1 fois par jour	❍ 3 à 6 fois par semaine	❍ 1 ou 2 fois par semaine	❍ Jamais	Score :
1	2	3	4	5	
3. Au cours des 4 dernières semaines, les symptômes de l'asthme (sifflements dans la poitrine, toux, essoufflement, oppression ou douleur dans la poitrine) vous ont-ils **réveillé(e) la nuit** ou plus tôt que d'habitude le matin ?					
❍ 4 nuits ou plus par semaine	❍ 2 à 3 nuits par semaine	❍ 1 nuit par semaine	❍ Juste 1 ou 2 fois	❍ Jamais	Score :
1	2	3	4	5	
4. Au cours des 4 dernières semaines, combien de fois avez-vous utilisé votre **inhalateur/aérosol-doseur de secours** ?					
❍ 3 fois ou plus par jour	❍ 1 ou 2 fois par jour	❍ 2 ou 3 fois par semaine	❍ 1 fois ou moins par semaine	❍ Jamais	Score :
1	2	3	4	5	
5. Comment évalueriez-vous votre **maîtrise de l'asthme** au cours des 4 dernières semaines ?					
❍ Pas maîtrisé du tout	❍ Très peu maîtrisé	❍ Un peu maîtrisé	❍ Bien maîtrisé	❍ Totalement maîtrisé	Score :
1	2	3	4	5	
					TOTAL :

Test de Contrôle de l'Asthme (www.asthmacontroltest.com)

ANNEXE 2 : La classification ARIA (Allergic Rhinitis and its Impact on Asthma (ARIA) de la rhnite allergique révisée en 2016 [118]

Selon la durée des symptômes	
Rhinite intermittente	-Moins de 4 jours par semaine - ou durant moins de 4 semaines
Rhinite persistante	-plus de 4 jours par semaine -et durant plus de 4 semaines
Selon la sévérité des symptômes	
Rhinite légère	Lorsque les éléments suivants sont présents : -sommeil normal -activités sociales (loisirs et ou sports) non perturbées -Activités scolaires et professionnelles non perturbées -symptômes peu gênants
Rhinite modérée à sévère	Présence d'au moins un des éléments suivants : - perturbation du sommeil -perturbation lors d'activités sportives, loisirs et activités de la vie quotidienne -impact sur les performances scolaires/professionnelles

ANNEXE 3 : Les principaux diagnostics à évoquer selon la présence des anomalies cliniques et /ou paracliniques suivantes *[133] [134]*.

Signes cliniques et/ou anomalies paracliniques	Autres diagnostics à évoquer
Antecedents médicaux	
Début brutal ou apparition aiguë d'une toux, d'une respiration sifflante	Possibilité de corps étranger
Premier épisode de respiration sifflante chez l'enfant <1 an	Bronchiolite aigue
Stridor ou de cornage	Laryngo-trachéomalacie etc....
Fièvre au long cours, notion de contage tuberculeux, amaigrissement	Tuberculose pulmonaire
Symptômes depuis la petite enfance, pneumonie récurrente, signes focaux sur la radiographie thoracique	Déficit immunitaire
Toux grasse chronique, hippocratisme digital, retard de croissance, pneumonie récurrente, diarrhée chronique	Mucoviscidose
Toux en décubitus dorsal, en se nourrissant ; vomissements après le repas, gêne abdominale	Reflux gastro-œsophagien
Absence de période d'accalmie	Pneumonie infiltrante diffuse
Troubles de la déglutition, toux lors des boires	Fistules oesotrachéale
Signes physiques	
Retard staturo-pondéral	Tuberculose, Mucovisidose, pneumonie interstitielle diffuse
Infections récurrentes ou bronchorrhée ou rhinorrhée chronique	Déficit immunitaire
Souffle cardiaque, insuffisance cardiaque	Cardiopathies
Hippocratisme digital ou cyanose	Cardiopathies cynanogénes, Pneumonie infiltrante diffuse (PID)
Crépitant à l'auscultation	Pneumonie
Signes paracliniques	
Anomalie radiologique (localisée ou persistante)	Pneumonie, tuberculose, Malformation bronchopulmonaire
Anémie	Drépanocytose ou autres

ANNEXE 4 : doses quotidiennes estimées comparative de corticostéroïdes inhalés pour chaque tranche d'âge [153] [154].

Molécules	**Doses faibles journalières (mcg**/jour)**			**Doses moyennes journalières (mcg/jour)**			**Dose élevées journalières (mcg/jour)**		
	0-5 ans	**5-11 ans**	**>12 ans**	**0-5 ans**	**5-11 ans**	**>12 ans**	**0-5 ans**	**5-11 ans**	**>12ans**
Dirpoprionate de beclomethasone HFA*	NA	100-200	200-500	NA	200-400	500-1000	NA	>400	>1000
Budesonide	50	>100-200	200-400		>200-400	>400-800		>400	>800
Ciclesonide HFA	NA	80	80-160	NA	80-160	160-320	NA	>160	>320
Fluticasone proprionate HFA	50	50-100	>100-250		>100-200	>250-500		>200	>500
Mométasone furoate HFA	100	100	200-400	NA	100	200-400		>200	>400
Budésonide nébulisation (0,25/2ml;0,5mg/2ml; 1mg/2ml)	0,25-0,5 mg	0,5mg	ND***	0,75-1mg	1mg	ND	1,25-2mg	2mg	ND

HFA*: Hydrofluoroalkane, mcg**: microgramme, ND ***: non disponible,

TABLE DES MATIÈRES

Structures éditoriales du groupe L'Harmattan

L'Harmattan Italie
Via degli Artisti, 15
10124 Torino
harmattan.italia@gmail.com

L'Harmattan Hongrie
Kossuth l. u. 14-16.
1053 Budapest
harmattan@harmattan.hu

L'Harmattan Sénégal
10 VDN en face Mermoz
BP 45034 Dakar-Fann
senharmattan@gmail.com

L'Harmattan Cameroun
TSINGA/FECAFOOT
BP 11486 Yaoundé
inkoukam@gmail.com

L'Harmattan Burkina Faso
Achille Somé – tengnule@hotmail.fr

L'Harmattan Guinée
Almamya, rue KA 028 OKB Agency
BP 3470 Conakry
harmattanguinee@yahoo.fr

L'Harmattan RDC
185, avenue Nyangwe
Commune de Lingwala – Kinshasa
matangilamusadila@yahoo.fr

L'Harmattan Congo
67, boulevard Denis-Sassou-N'Guesso
BP 2874 Brazzaville
harmattan.congo@yahoo.fr

L'Harmattan Mali
ACI 2000 - Immeuble Mgr Jean Marie Cisse
Bureau 10
BP 145 Bamako-Mali
mali@harmattan.fr

L'Harmattan Togo
Djidjole – Lomé
Maison Amela
face EPP BATOME
ddamela@aol.com

L'Harmattan Côte d'Ivoire
Résidence Karl – Cité des Arts
Abidjan-Cocody
03 BP 1588 Abidjan
espace_harmattan.ci@hotmail.fr

Nos librairies en France

Librairie internationale
16, rue des Écoles
75005 Paris
librairie.internationale@harmattan.fr
01 40 46 79 11
www.librairieharmattan.com

Librairie des savoirs
21, rue des Écoles
75005 Paris
librairie.sh@harmattan.fr
01 46 34 13 71
www.librairieharmattansh.com

Librairie Le Lucernaire
53, rue Notre-Dame-des-Champs
75006 Paris
librairie@lucernaire.fr
01 42 22 67 13

www.ingramcontent.com/pod-product-compliance
Lightning Source LLC
LaVergne TN
LVHW060450061126
851857LV00016B/1778